面向人民健康
提升健康素养

相约健康百科丛书

面向人民健康
提升健康素养

相约健康百科丛书

口腔健康系列

中青年口腔保健

主编 王松灵

人民卫生出版社
·北京·

本书编委会

主　　编　王松灵

副 主 编　周　建　李　昂　刘欧胜

编　　者　（按姓氏笔画排序）

王　艳　上海市口腔医院
王　福　大连医科大学附属口腔医院
王松灵　南方科技大学
牛丽娜　空军军医大学口腔医院
司　燕　北京大学口腔医院
刘欧胜　湖南中南大学湘雅口腔医院
杜　毅　山东省济南市口腔医院
李　昂　西安交通大学口腔医院
杨宏宇　北京大学深圳医院
吴补领　南方医科大学深圳口腔医院（坪山）
张　伟　北京大学口腔医院
张凯亮　兰州大学口腔医院
陈　江　福建医科大学附属口腔医院
陈莉莉　中山大学附属口腔医院
周　建　首都医科大学附属北京口腔医院
赵吉宏　武汉大学口腔医院
俞梦飞　浙江大学医学院附属口腔医院
秦力铮　首都医科大学附属北京口腔医院
夏登胜　首都医科大学附属北京口腔医院
徐　艳　南京医科大学附属口腔医院
徐骏疾　重庆医科大学附属口腔医院
郭维华　昆明医科大学附属口腔医院
韩向龙　四川大学华西口腔医院
程　斌　中山大学附属口腔医院
廖贵清　中山大学附属口腔医院
魏福兰　山东大学口腔医院

学术秘书　徐一帆　首都医科大学附属北京口腔医院
　　　　　高江红　西安交通大学口腔医院

陈竺院士
说健康

相约健康百科丛书

总　序

人民健康是现代化最重要的指标之一，也是人民幸福生活的基础。党的二十大报告明确到 2035 年建成健康中国。社会各界，尤其是全国医疗卫生工作者，要坚持以人民为中心的发展思想，把保障人民健康放在优先发展的战略位置，加快推进健康中国建设，全方位全周期保障人民健康，为实现“两个一百年”奋斗目标、实现中华民族伟大复兴的中国梦打下坚实的健康基础，为共建人类卫生健康共同体作出应有的贡献。

为助力健康中国建设，提升人民健康素养，人民卫生出版社（以下简称“人卫社”）联合相关学（协）会、平台、媒体共同策划，整合各方优势、创新传播途径，打造高质量的纸数融合立体化传播健康知识普及出版物《相约健康百科丛书》（以下简称“丛书”）。丛书通过图书、新媒体、互联网平台等全媒体，努力为人民群众提供全生命周期的健康知识服务。在深入了解丛书的策划方案、组织管理和工作安排后，我欣然接受了邀请，担任丛书专家指导委员会主任委员，主要基于以下考虑。

建设健康中国，人人享有健康。党的十八大以来，以习近平同志为核心的党中央一直高度重视、持续推动健康中国建设。2016 年党中央、国务院印发的《“健康中国 2030”规划纲要》指出，推进健康中国建设，是全面建成小康社会、基本实现社会主义现代化的重要基础，是全面提升中华民族健康素质、实现人民健康与经济社会协调发展的国家战略。健康中国的主题是“共建共享、全民健康”，共建共享是基本路径，全民健康是根本目的。人人参与、人人尽力、人人享有，实现全民健康，需要全社会共同努力。党的二十大对新时代新征程上推进健康中国建设作出新的战略部署，赋予了新的任务使命，提出“把保障人民健康放在优先发展的战略位置，完善人民健康促进政策”。丛书建设抓住了健康中国建设的核心要义。

提升健康素养，需要终身学习。健康素养是人的一种能力：它能够帮助个人获取和理解基本的健康信息和服务，并能运用其作出正确的判断和决定，以维持并促进自己的健康。2008 年 1 月，卫生部发布《中国公民健康素养——基本知识与技能（试行）》，首次以政府文件的形式界定了居民健康素养，我很高兴签发了这份文件。此后，我持续关注该工作的进展和成效。经过多年的不懈努力，我国健康素养促进工作蓬勃发展，居民健康素养水平从 2009 年的 6.48% 上升至 2021 年的 25.4%，人民健康状况和基本医疗卫生服务的公平性、可及性持续改善，主要健康指标居于中高收入国家前列，为以中国式现代化全面推进中华民族伟大复兴奠定了坚实的健康基础。健康素养需要持续地学习和养成，丛书正是致力于此。

健康第一责任人，是我们自己。2019 年 12 月，十三届全国人大常委会第十五次会议通过了《中华人民共和国基本医疗卫生与健康促进法》，该法第六十九条提出“公民是自己健康的第一责任人，树立和践行对自己健康负责的健康管理理念，主动学习健康知识，提高健康素养，加强健康管理。倡导家庭成员相互关爱，形成符合自身和家庭特点的健康生活方式。”从国家法律到健康中国战略，都强调每个人是自己健康的第一责任人。只有人人都具备了良好的健康素养，成为自己健康的第一责任人，健康中国才有了最坚实的基础。丛书始终秉持了这一理念，能够切实帮助读者承担起自己的健康责任。

接受丛书编著邀请后，我多次听取了丛书工作委员会和人卫社的汇报，提出了一些建议，并录制了“院士说健康”视频。我很高兴能以此项工作为依托，为人民健康多做些有意义的工作。丛书工作委员会和人卫社的同仁们一致认为，这件事做好了，对提高国民特别是青少年健康素养意义重大！

2022 年 11 月，在丛书启动会议上，我提出丛书建设要做到心系于民、科学严谨、质量第一、无私奉献四点希望。2023 年 9 月，丛书“健康一生系列”正式出版！丛书建设者们高度负责、团结协作，严谨、创新、务实地推进丛书建设，让我对丛书即将发挥的作用充满了信心，也对健康科普工作有了更多的思考。

一是健康科普工作需把社会责任放在首位。丛书为做好顶层设计，邀请一批院士担任专家指导委员会的成员。院士们的本职工作非常繁忙，但他们仍以极高的热情投入丛书建设中，指导把关、录制视频，担任健康代言人，身体力行地参与健康科普工作。全国广大医务工作者也要积极行动起来，把社会责任放在首位，践行习近平总书记提出的“科技创新、科学普及是实现创新发展的两翼”之工作要求，把健康科学普及放在与医药科技创新同等重要的位置，防治并重，守护人民健康。

二是健康科普工作应始终心系于民。健康科普需要找准人民群众普遍关心的健康问题，有针对性地开展工作，方能事半功倍。丛书每一个系列都将开展健康问题征集活动，“健康一生系列”收集了两万余个来自大众的健康问题，说明人民群众的健康需求是旺盛的，对专家解答是企盼的。丛书组织专家对这些问题进行了认真的整理、分析和解答，并在正式出版前后组织群众试读活动，以不断改进工作，提升质量，满足人民健康需求，这些都是服务于民的重要体现。丛书更是积极尝试应用新技术新方法，为科普传播模式创新赋能，强化场景化应用，努力探索克服健康科普“知易行难”这个最大的难题。

三是健康科普工作须坚持高质量原则。高质量发展是中国式现代化的本质要求之一。健康科普工作事关人民健康，须遵从“人民至上、生命至上”的理念，把质量放在最重要的位置，以人民群众喜闻乐见的方式，传递科学的、权威的、通俗易懂的健康知识，要在健康科普工作中塑造尊重科学、学习科学、践行科学之风，让“伪科学”“健康谣言”“假专家”无处遁形。丛书工作委员会、各编委会坚持了这一原则，将质量要求落实到每一个环节。

四是健康科普工作要注重创新。不同的时代，健康需求发生着变化，健康科普方式也应与时俱进，才能做到精准、有效。丛书建设模式创新也是耳目一新，比如立足不同的应用场景，面向未来健康需求的无限可能，设计了“1+N”的丛书系列开放体系，成熟一个系列就开发一个；充分发挥专业学（协）会和权威专家作用，对每个系列的分册构建进行充分研讨，提出要从健康科普“读者视角”着眼，构建具有中国特色的国民健康知识体系；精心设计各分册内容结构和具有中华民族特色的系列 IP 形象；针对人民接受健康知识的主要渠道从纸媒向互联网转移的特点，设计纸数融合图书与在线健康知识问答库结合，文字、图片、视频、动画等联动的全媒体传播模式，全方位、全媒体、全生命周期服务人民健康等。

五是健康科普工作需要高水平人才队伍。人才是所有事业的第一资源。丛书除自身的出版传播外，着眼于健康中国建设大局，建立编写团队组建、遴选与培养的系列流程，开展了编写过程和团队建设研究，组建来自全国，老、中、青结合的高水平编者团队，且每个分册都通过编写过程的管理努力提升作者的健康科普能力。这项工作非常有意义。希望未来，越来越多的卫生健康工作者能以高度的社会责任感、职业使命感，以无私奉献的精神参与到健康科普工作中，以更多更好的健康科普精品，服务人民健康。

衷心希望，通过驰而不息的建设，丛书能让健康中国、健康素养、健康第一责任人的理念深入人心，并转化为建设健康中国的重要动力，成为国民追求和促进健康的重要支撑。

衷心希望，能以大型健康科普精品丛书为依托，培养一支高水平的健康科普作者队伍，增强文化自信的建设力量，从而更好地为中华民族现代文明贡献健康力量。

衷心希望，读者朋友们积极行动起来，认真汲取《相约健康百科丛书》中的健康知识，把它们运用到自己的生活里，让自己更健康，也为健康中国建设作出每个公民的贡献！

中国红十字会会长
中国科学院院士
丛书专家指导委员会主任委员

2023 年 7 月

相约健康百科丛书

出版说明

健康是幸福生活最重要的指标，健康是1，其他是后面的0，没有1，再多的0也没有意义。提升健康素养，是提高全民健康水平最根本、最经济、最有效的措施之一。党的二十大报告要求，加强国家科普能力建设，深化全民阅读活动。习近平总书记指出，科技创新、科学普及是实现创新发展的两翼，要把科学普及放在与科技创新同等重要的位置。在这一重要指示精神的指引下，人民卫生出版社（以下简称“人卫社”）努力探索让科学普及这“一翼”变得与科技创新同样强大，进而助力创新型国家建设。经过深入调研，团结广大医学科学家、健康传播专家、学（协）会、媒体、平台，共同策划出版《相约健康百科丛书》（以下简称“丛书”）。

为了帮助读者更好地了解和使用丛书，特将出版相关情况说明如下。

一、丛书建设目标

丛书努力实现五个建设目标，即：高质量出版健康科普精品，培养优秀的健康科普团队，创新数字赋能传播模式，打造知识共建共享平台，最终提升国民健康素养，服务健康中国行动落实和中华民族现代文明建设。

二、丛书体系构建

1. 丛书各系列分册设计遵从人民至上的理念，突出读者健康需求和视角。各系列的分册设计经过多轮专家论证、读者健康需求调研，形成从读者需求入手进行分册设计的共识，更好地与读者形成共鸣，让读者愿意读、喜欢读，并能转化为自身健康生活方式和行为。

比如，丛书第一个系列“健康一生系列”，既不按医学学科分类，也不按人体系统分类，更不按病种分类，而是围绕每个人在日常生活中会遇到的健康相关问题和挑战分类。这个系列分别针对健康理念养成，到人生面临的生、老、病问题，再到每天一睁眼要面对的食、动、睡问题，最后到更高层次的养、乐、美问题，共设立 10 个分册，分别是《健康每一天》《健康始于孕育》《守护老年健康》《对疾病说不》《饮食的健康密码》《运动的健康密码》《睡眠的健康密码》《中医养生智慧》《快乐的健康密码》和《美丽的健康密码》。

2. 丛书努力构建从健康知识普及到健康行为指导的全生命周期全媒体的健康知识服务体系。依靠权威学（协）会和专家的反复多次研究论证，从读者的健康需求出发，丛书构建了“1+N”系列开放体系，即以“健康一生系列”为“1”；以不同人群、不同场景的不同健康需求或面临的挑战为“N”，成熟一个系列就开发一个系列。“主动健康系列”“应急急救系列”“就医问药系列”“康养康复系列”“肿瘤防治系列”“心理健康系列”“口腔健康系列”“健康体检系列”在“十四五”期间陆续启动和出版。

3. 丛书建设有力贯彻落实“两翼论”精神，推动健康科普高质量创新发展。丛书除自身的出版传播外，还建立编写团队组建、遴选与培养的系列流程，开展了编写过程和团队建设研究，组建来自全国，老、中、青结合的高水平编者团队，并通过编写过程的管理努力提升作者的健康科普能力。丛书建设部分相关内容还努力申报了国家“十四五”主动健康和人口老龄化科技应对重点专项；以“《相约健康百科丛书》策划出版为基础探索全方位、立体化大众科普类图书出版新模式”为题，成功获得人卫研究院创新发展研究项目支持。

三、丛书创新特色

1. 体现科学性、权威性、严谨性。为做好丛书的顶层设计、项目实施和编写出版工作，保障科学性，成立丛书专家指导委员会、工作委员会和各分册编委会。

第十二届、十三届全国人大常委会副委员长，中国红十字会会长陈竺院士担任丛书专家指导委员会主任委员，国家卫生健康委员会副主任李斌、中国计划生育协会常务副会长于学军、中华预防医学会名誉会长王陇德院士、中国健康促进基金会创会理事长白书忠等担任副主任委员，三十余位院士应邀担任委员。专家们积极做好丛书顶层设计、指导把关工作，录制“院士说健康”视频，审阅书稿，甚至承担具体编写工作……他们率先垂范，以极高的社会责任感投入健康科普工作，为全国医务工作者参与健康科普工作树立了榜样。

人民卫生出版社、中国健康促进基金会、中国计划生育协会、中华预防医学会、中国科普研究所、全国科学技术名词审定委员会、健康报社、新华网客户端《新华大健康》等机构负责健康科普工作的领导和专家组成了丛书工作委员会，并成立了丛书工作组，形成每周例会、专题会、组建专班等工作机制，确保丛书建设的严谨性和高质量推进。

各系列各分册编委会均由相关学（协）会、医学院校、研究机构等领域具有卓越影响力的专家组成。专家们面对公众健康需求迫切，但优秀科普作品供给不足、科普内容良莠不齐的局面，均以极大的热忱投入丛书建设与编写工作中，召开编写会、审稿会、定稿会等各类会议，对架构反复研究，对内容精益求精，对表达字斟句酌，为丛书的科学性、权威性和严谨性提供了可靠保证。

2. 彰显时代性、人民性、创新性。习近平总书记在文化传承发展座谈会上发表重要讲话，强调“在新的起点上继续推动文化繁荣、建设文化强国、建设中华民族现代文明，是我们在新时代新的文化使命”。丛书以“同中国具体实际相结合、同中华优秀传统文化相结合”理念为指导，彰显时代性、人民性、创新性。

丛书高度重视调查研究工作，各个系列都会开展面向全社会的问题征集活动，并将征集到的问题融入各个分册。此外，在正式出版前后都专门开展试读工作，以了解读者的真实感受，不断调整、优化工作思路和方法，实现内容“来自人民，根植人民，服务人民”。

在丛书整体设计和 IP 形象设计中，力求用中国元素讲好中国健康科普故事。丛书在全程管理方面始终坚持创新，在书稿撰写阶段，即采用人卫投审稿平台数字化编写方式，从源头实现“纸数融合”。在图书编写过程中，同步建设在线知识问答库。在图书出版后，实现纸媒、电子书、音频、视频同步传播，为不同人群的不同健康需求提供全媒体健康知识服务。

3. 突显全媒性、场景性、互动性。丛书采取纸电同步方式出版，读者可通过数字终端设备，如电脑、手机等进行阅读或“听书”；同时推出配套数字平台服务，读者可通过图书配套数字平台搜索健康知识，平台将通过文字、语音、直播等形式与读者互动。此外，丛书通过对内容的数字化、结构化、标引化，建立与健康场景化语词的映射关系，构建场景化知识图谱，利用人们接触的各类健康数字产品，精准地将健康知识推送至需求者的即时应用现场，努力探索克服健康科普“知易行难”这个最大的难题。

四、丛书的读者对象、内容设计和使用方法

参照《中国公民健康素养66条》锁定的目标人群，丛书读者对象定为接受九年义务教育及具备以上文化水平的人群，采用问答形式编写，重点选择大众日常生活中“应知道”“想知道”“不知道”和“怎么办”的问题。丛书重在解决“怎么办”，突出可操作性，架起大众对“预防为主”和“一般健康问题”从“为什么”到“怎么办”的桥梁，助力从“以治病为中心”向“以健康为中心”转变。

丛书是一套适合普通家庭阅读、查阅和收藏的健康科普书，覆盖日常生活中会遇到的常见健康问题。日常阅读，可以有效提升健康素养；遇到健康问题时查阅对应内容，可以达到答疑解惑、排忧解难的目的。此外，丛书还配有丰富的富媒体资源，扫码观看视频即可接收来自专家针对具体健康问题的进一步讲解。

《庄子·内篇·养生主》提醒我们：“吾生也有涯，而知也无涯，以有涯随无涯，殆已！”如何有效地让无穷的医学知识转化为有限的健康素养，远远不止“授人以渔”这么简单，这需要以大型健康科普精品出版物为依托，培养一支高水平的健康科普作者队伍；需要积极推进相关领域教育、科技、人才三位一体发展，大力弘扬科学精神和科学家精神；还需要社会各界积极融健康入万策，并在此基础上努力建设健康科学文化，增强文化自信的建设力量，从而更好地为中华民族现代文明建设贡献健康力量。

衷心感谢丛书建设者们和读者们的大力支持，让我们共同努力，为健康中国建设和中华民族现代文明建设作出力所能及的贡献。

丛书工作委员会

2023年7月

前　言

口腔健康是全身健康的重要组成部分。当我们微笑时，洁白整齐的牙齿不仅能够增强个人魅力，更是反映人体健康状况的重要表现。然而，在当今快节奏的生活中，中青年人群常常忽视口腔健康，直到疼痛难忍才想起就医，往往为时已晚，不得不面对更加复杂的治疗过程和更高的经济负担。

随着生活水平的提高，人们对健康的关注度不断提升，但口腔健康意识的普及程度却不尽如人意。调查数据显示，我国中青年人群口腔疾病发病率居高不下，牙周病、龋病、口腔黏膜病等问题困扰着广大中青年人群。究其原因，除不良生活习惯的影响外，口腔保健知识的缺乏也是重要因素。

本书应运而生，旨在为中青年人群提供全面、实用的口腔保健知识。我们从中青年人日常生活的角度出发，围绕“预防为主，防治结合”的理念，系统地介绍了口腔保健的基本知识和技能。从正确的刷牙方法、牙线使用技巧，到科学的饮食习惯；从口腔常见疾病的早期识别，到及时就医的重要性，本书都进行了详细的阐述。

本书特别关注了现代生活方式对口腔健康的影响，高糖饮食、吸烟等不良生活习惯都是当代中青年口腔健康的重要威胁。针对这些问题，本书提供了切实可行的解决方案，帮助读者在繁忙的工作与生活中，妥善照顾自己的口腔健康。

王松灵院士
说健康

为了增强可读性和实用性，本书采用了图文并茂的形式，让读者能够直观地理解和掌握口腔保健技能，并对中青年人群关心的热点问题给予专业解答，力求做到知识全面、实用易行。

本书适合所有关注口腔健康的中青年朋友，特别是工作繁忙、生活压力大、容易忽视口腔保健的人群。同时，本书也可作为口腔健康教育工作者的参考资料，以及家庭口腔健康管理的指导工具书。

在此，我要特别感谢参与本书编写的所有专家学者，是他们的专业知识和临床经验，使本书内容更加充实和可靠；感谢人民卫生出版社，是出版社的大力支持，使本书得以顺利出版。当然，由于编者水平有限，书中难免存在不足之处，恳请读者批评指正。

希望本书能成为您口腔健康的良师益友，帮助您拥有健康的牙齿和美丽的笑容。健康的口腔是幸福生活的重要基石，让我们共同努力，守护这份珍贵的健康财富！

王松灵

2025 年 4 月

口腔健康系列

目录

第一章 饮食与口腔健康

第二章 口腔常见疾病

第三章 牙及颌骨外伤

第四章 口腔颌面部肿瘤

第五章 唾液腺疾病

第六章 颞下颌关节疾病

第九章 口腔种植

第十一章 口腔日常保健

第十二章 口腔健康与全身健康

第十三章 口腔特殊保健

第一章

饮食与口腔健康

一

益于口腔健康的食物

1. 乳制品 对口腔健康有何益处

关键词：乳制品　钙质

在日常饮食中，乳制品是常见的营养来源。乳制品除可以提供我们身体所需的钙质和蛋白质外，对口腔健康是否也有独特的益处呢？

专家说

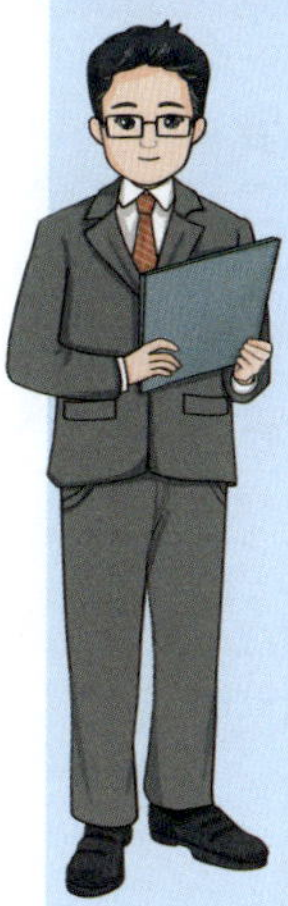

常见的乳制品包括牛奶、酸奶和奶酪等，富含钙、磷和维生素 D，有助于维持牙齿和骨骼健康。钙和磷是牙齿和骨骼的主要成分，能维持牙齿的结构和硬度。日常饮食中有足够的钙质有助于防止牙齿脱矿（矿物质流失）和龋病，因为钙可以帮助修复早期的牙齿损伤。最后，维生素 D 可促进钙的吸收，支持牙齿和骨骼的健康生长。

此外，乳制品中的酪蛋白能够在牙齿表面形成一层保护膜，减少细菌和酸性物质的侵蚀，降低龋病的发生风险；尤其是奶酪，因其含有丰富的酪蛋白和钙，进食后食用一小块有助于中和口腔酸度，保护牙釉质。

（陈　江）

2. 饮茶
对口腔健康有何益处

关键词

茶多酚

中国作为茶的发源地，历来将品茶融入日常生活。那么，这一悠久的饮茶习惯究竟为我们的口腔健康带来了哪些益处呢？

专家说

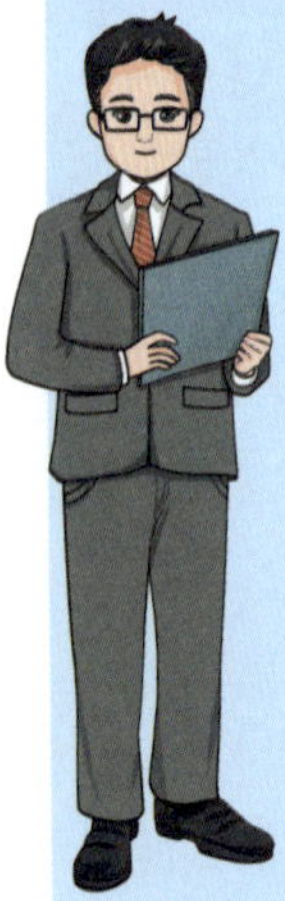

茶叶中蕴含多种天然成分，对口腔健康具有显著且积极的促进作用。

（1）预防龋病：茶叶中的儿茶素、茶多酚等活性成分，具有强大的抗菌特性，能有效抑制致龋菌的毒力因子，从而减少龋病的发生。同时，茶叶中的氟化物能够与牙齿的牙釉质紧密结合，形成一层保护层，显著提升牙齿的抗酸性，从而有效预防龋病的发生。

因此，适量饮用茶水无疑是一种有效的口腔保健措施，能够显著预防牙齿龋病，维护口腔的整体健康状态。

（2）减轻口臭：口臭的专业术语为“呼气异味”“口腔异味”。人体内的消化不良和细菌危害是口腔异味的主要原因。茶叶中丰富的天然儿茶素成分具有除臭效果，可以有效缓解口腔异味。

（3）预防癌症发生：茶中富含多种抗癌成分，部分成分能够有效抑制癌细胞的增殖活动。同时，茶叶中还包含多种抗氧化成分，它们通过修复受损细胞，显著降低了个体罹患癌症的风险。

需要特别提醒的是，长期饮用滚烫的茶水可能损伤口腔及食管黏膜，激发炎性因子的活跃反应，进而增加癌症的潜在发生概率。

（4）保护口腔黏膜：口腔溃疡作为一种普遍的口腔黏膜疾病，常常给患者带来显著的疼痛与不适，干扰日常饮食与言语交流。茶多酚对治疗口腔溃疡有一定效果，能有效杀灭细菌、真菌、病毒，抗氧化作用强，在维持口腔黏膜完整的同时，又能增强毛细血管的韧性、渗透性，增强血管的抵抗力，加速口腔溃疡的愈合，减轻黏膜出血。

（陈　江）

关键词

微量矿物质

3. 含**微量矿物质**的食物对口腔健康有何益处

日常饮食中，微量矿物质含量虽然占比少，但对口腔健康的影响却不容小觑。那它们是如何在口腔内发挥神奇的功效的呢？

专家说

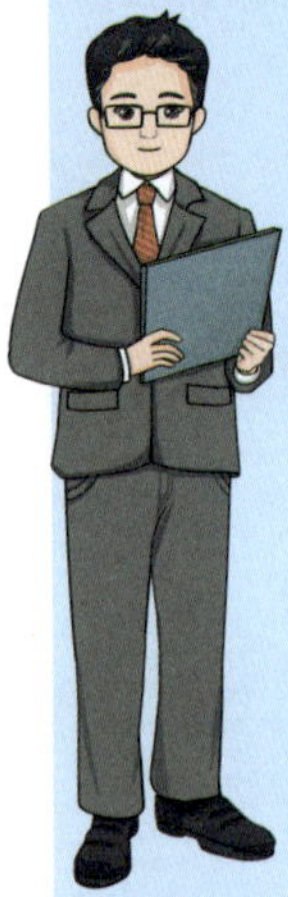

含微量矿物质的食物对口腔健康的益处主要体现在以下方面。

（1）含氟食物与口腔健康：茶叶、海鱼等食物富含氟，能增强牙齿的抗酸能力，促进牙齿牙釉质的再矿化。当口腔牙菌斑生物膜中的酸性物质试图溶解牙齿时，氟与牙齿牙釉质中的羟基磷灰石结合，形成更难溶解的氟磷灰石，从而有效预防龋病的发生。

（2）钙、磷与口腔健康：钙、磷是牙齿和骨骼的主要成分。我们日常饮食中的牛奶、豆制品、坚果等，富含钙、磷。充足的钙、磷供应能保证牙齿的正常发育和硬度。儿童时期缺乏钙、磷摄入可能导致牙齿发育不良，如牙釉质发育不全等。而在成年后，充足的钙、磷摄入有助于维持牙齿结构的完整性，防止咀嚼等外力作用对牙齿造成破坏，预防牙齿折断（即牙折）和磨损。

（3）铁与口腔健康：铁不仅是维持人体正常造血功能的必需元素，而且能保护口腔健康。动物肝脏、菠菜等富含铁的食物能保护口腔黏膜的健康。铁参与口腔黏膜细胞内的氧化代谢过程，缺铁会导致口腔黏膜细胞功能异常，使黏膜变脆弱，易患口腔溃疡等疾病。适量铁摄入有助于维持口腔黏膜的正常防御修复功能。

（陈　江）

二

危害口腔健康的食物

4. 碳酸饮料对口腔健康有何危害

关键词

碳酸饮料

在我们的日常生活中，碳酸饮料因独特、清爽的口感而受到广泛欢迎。然而，很多人可能没有意识到，频繁饮用这些饮料可能对我们的口腔健康造成严重影响。那么，碳酸饮料究竟会对牙齿造成哪些危害呢?

专家说

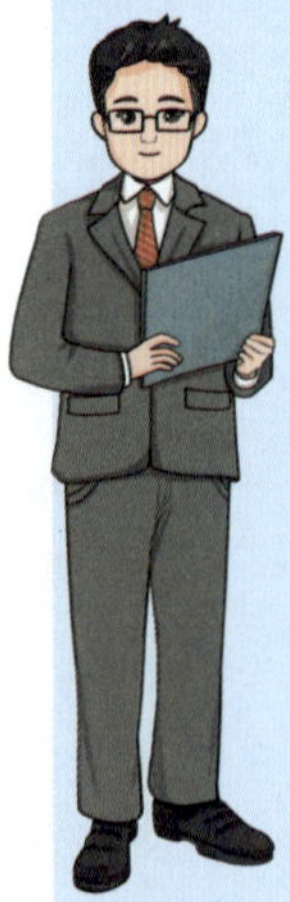

碳酸饮料对口腔健康的影响主要体现在以下方面。

（1）损伤牙釉质：碳酸饮料中含有二氧化碳和一些酸性成分，比如磷酸和柠檬酸，会降低口腔的 pH，损害牙齿外层的牙釉质。牙釉质是保护牙齿的第一道防线，其损伤会导致牙齿敏感，甚至龋病。

（2）增加龋病的发生风险：碳酸饮料通常含有大量糖分，而糖是口腔细菌的食物。细菌分解糖时产生酸，进一步侵蚀牙釉质。世界卫生组织（World Health Organization，WHO）指出，摄入过量糖会显著增加龋病的发生风险。因此，频繁饮用碳酸饮料不仅通过酸性成分直接损害牙齿，还会通过糖分摄入间接引发口腔健康问题。

为了保护口腔健康，建议采取以下措施。

（1）**减少碳酸饮料的摄入：**尽量限制每天喝碳酸饮料的次数和数量，尤其是选择低糖或无糖的替代品。

（2）**饮用后漱口：**如果喝了碳酸饮料，最好立即用清水漱口，稀释口腔中的酸性物质，减少对牙齿的伤害。

健康术语

牙釉质

是牙齿最外层的组织、人体中最坚硬的部位，富含坚硬的矿化物质，但不耐酸、腐蚀。生理功能是保护牙齿内部的组织和辅助咀嚼进食。

脱矿

是指牙齿表面的矿物质（如钙、磷）因酸性物质的侵蚀而流失的过程，这会导致牙釉质的薄弱和损伤。

再矿化

是指唾液中的矿物质在牙齿表面重新沉积，从而修复部分脱矿的牙体硬组织损伤。保持良好的口腔卫生和适量的矿物质摄入有助于促进这一过程。

（陈　江）

5. 什么食物会使
牙齿着色

关键词

色素 牙齿着色

我们每个人都希望自己有一口洁白的牙齿，能够自信地露出笑容。但有时候却发现牙齿莫名其妙就变色了，这是不是和我们吃的食物有关系呢？

专家说

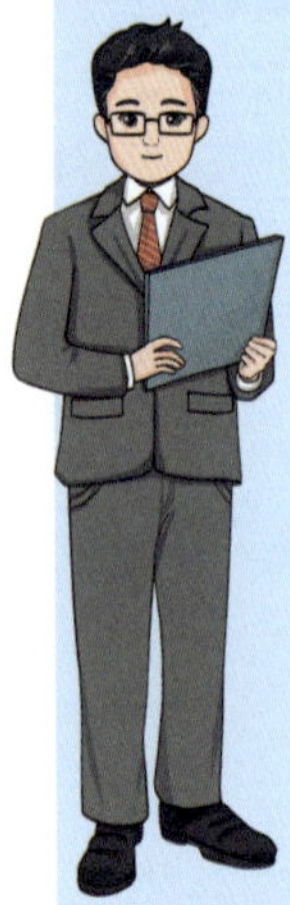

许多食物会导致牙齿着色，例如咖啡、茶、酱油和咖喱这类含有色素的食物。

（1）牙齿着色的原理：咖啡中的单宁酸、茶中的茶多酚、酱油和咖喱中的色素分子都是牙齿着色的主要原因。牙釉质上面有许多微小的孔隙，食用这些食物时色素分子会附着在牙齿表面的牙釉质上，趁机“钻”进去，所以长期食用这些食物，会导致色素分子的吸附和沉着，进而使牙齿显著着色。

（2）如何预防牙齿着色：食用含色素的食物后，应及时用清水漱口。做好口腔卫生维护，每天至少刷牙 2 次。条件允许的情况下，最好每餐后都刷牙。这样可以有效减少色素分子在牙齿上的残留，保持牙齿的洁白。

因此，尽管含有色素的食物会导致牙齿着色，但只要做好口腔清洁并控制色素食物的食用量，我们也可以放心地享受美食，不必过于担心。

（陈　江）

6. 酒精饮料

对口腔健康有何危害

生活中，各类聚会、休闲时刻总少不了酒精饮料的身影。小酌几杯或许能增添几分欢乐氛围，可大家有没有想过，它在不经意间会给口腔健康带来怎样的影响呢？

关键词

酒精　黏膜损伤

专家说

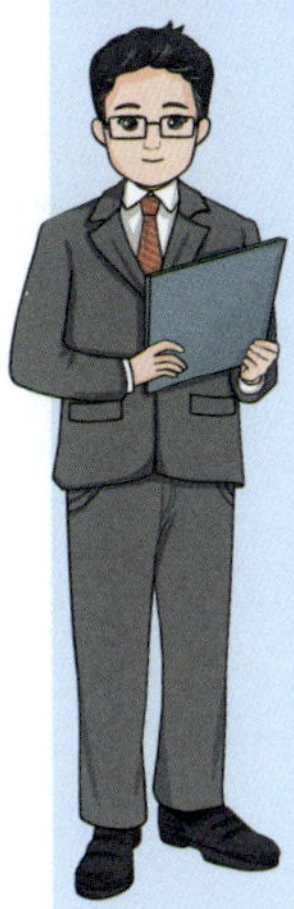

酒精饮料对口腔健康有着多方面的危害，我们在日常生活中必须重视并采取有效应对措施。

（1）呵护口腔黏膜，减少酒精刺激：酒精具有强烈刺激性。长期或过量饮酒，酒精直接接触口腔黏膜，会严重破坏口腔黏膜，导致其完整性受损，变得脆弱易破，从而引发口腔溃疡、炎症等问题。例如酗酒者常受口腔黏膜反复溃疡的折磨，严重影响正常进食和说话。因此，我们应尽量减少摄入酒精，避免长期或过量饮酒。

（2）平衡口腔酸碱，抑制细菌滋生：酒精饮料会改变口腔酸碱环境，使酸性增强，为细菌滋生创造条件，增加龋病、牙周炎等发病风险。饮酒后可适量饮用温水或淡盐水稀释、中和酸性物质，同时保持口腔清洁，早晚刷牙，用含氟牙膏，定期换牙刷，以减少细菌滋生。

（3）促进唾液分泌，增强自洁能力：酒精还会干扰唾液腺功能，抑制唾液分泌。唾液对口腔很重要，能冲刷食物残渣、中和酸性物质且含抗菌成分。唾液分泌减少会使口腔自洁能力下降，加速牙齿侵蚀和增加口腔疾病的发生风险。饮酒后口干，可咀嚼无糖口香糖或含片刺激唾液分泌，同时注意饮食均衡，多吃蔬果，补充维生素和矿物质，维护口腔健康。

《中国居民膳食指南（2022）》提出，儿童青少年、孕妇、乳母及慢性病患者不应饮酒。成年人如饮酒，一天饮用的酒精量不超过 15g。为了保护口腔健康，我们应控制酒精饮料的摄入量，养成良好的口腔卫生习惯，关注口腔健康状况。

（陈　江）

7. 黏性食物会危害口腔健康吗

提起黏性食物，我们不难想到果脯、年糕、麦芽糖、糯米等，这些美食都具有较强的黏度和保水性。那么这些黏性食物会不会危害我们的口腔健康呢？

专家说

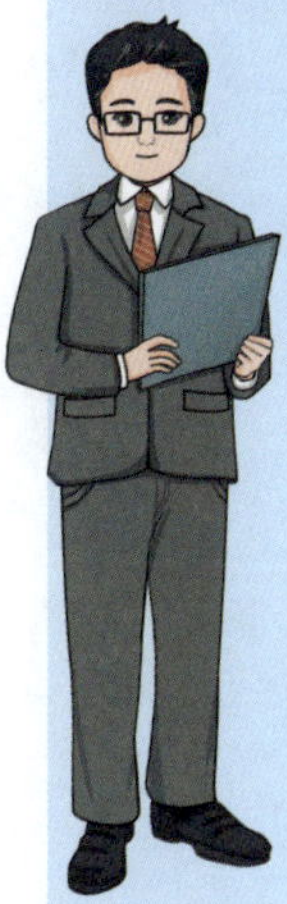

黏性食物会对口腔健康造成一定的危害。

（1）黏性食物残渣易黏附，难清洁：黏性食物与其他食物相比更易黏附于牙齿表面和缝隙里，难以通过唾液的自洁作用冲走。

（2）黏性食物中的成分有助于牙菌斑的形成：糯米、山药和黑木耳等大多数黏性食物中都有许多营养物质，其中富含的糖为口腔里的细菌产酸的物质基础，这种过酸环境会溶解不耐酸的牙釉质；而且黏性食物在牙面停留时间长，更有利于致龋菌在牙面的黏附与定植。

（3）高黏度黏性食物可破坏治疗后的牙齿：咀嚼高黏度黏性食物，可能导致充填物（即补牙材料）松动，甚至牵拉修复体，对剩余的牙体组织造成更大的破坏，让本身不健康的牙齿“雪上加霜”。

健康加油站

那么，我们还能吃黏性食物吗

答案是可以的。许多黏性食物富含对人体有益的营养物质，我们只要不过量食用，并在食用少量、适量黏性食物后，及时对牙齿进行妥善的清洁（不仅仅是漱口），就能有效减少其对口腔的危害。但对于经过充填修复（即补牙）或牙冠修复的牙齿，则建议少吃黏性食物或尽量不用患牙咀嚼。

（陈　江）

三

饮食方式与口腔健康

8. 饭后需要**立即刷牙**吗

饭后刷牙能够去除食物残渣，保持清洁的口腔环境。那么，是饭后立即刷牙还是饭后等待一段时间再刷牙对口腔健康更好呢？

关键词

刷牙　酸性食物

专家说

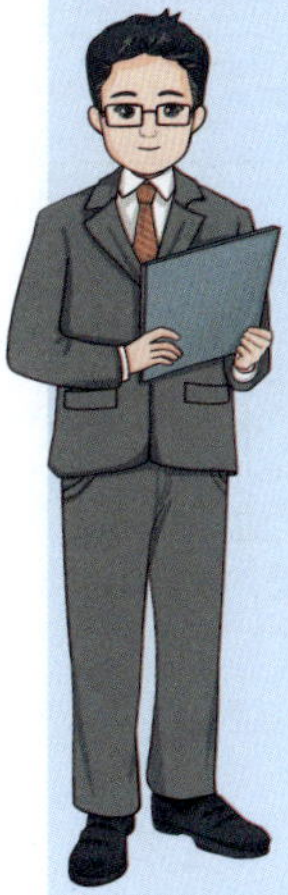

饭后是否需要立即刷牙取决于食物的种类

（1）进食酸性食物后，建议等待后再刷牙：柑橘类水果、碳酸饮料、醋等食物富含酸性物质，可归类为酸性食物。酸性食物会暂时软化牙釉质，使牙齿表面的矿化物质容易流失。如果在此时刷牙，可能会加速磨损，损害牙齿的保护层。因此，进食酸性食物后，最好等待 30 分钟至 1 小时再刷牙。此举不仅让唾液有时间中和食物的酸性，还能利用唾液中的钙、磷酸盐等矿物质帮助牙釉质重新矿化。

（2）进食低酸性食物，建议尽快刷牙漱口：如果进食的是低酸性食物，例如谷物、蔬菜或肉类，饭后勤刷牙并不会有明显的危害，反而可以清除食物残渣，减少牙菌斑附着的机会。

此外，饭后喝水漱口是简单且有效的清洁方法，尤其是在不便刷牙的场合，比如外出就餐时，这样既能去除部分食物残渣，又有助于降低口腔酸性。

因此，饭后是否立即刷牙取决于饮食内容和实际情况。一般建议在进食酸性食物后稍作等待；而在一般情况下，刷牙漱口是一种健康的口腔清洁习惯。

健康加油站

目前公认的标准刷牙方法是水平颤动拂刷法（图 1-1），该方法可以有效去除牙菌斑，维护口腔健康。那么，水平颤动拂刷法是怎么刷牙的呢？

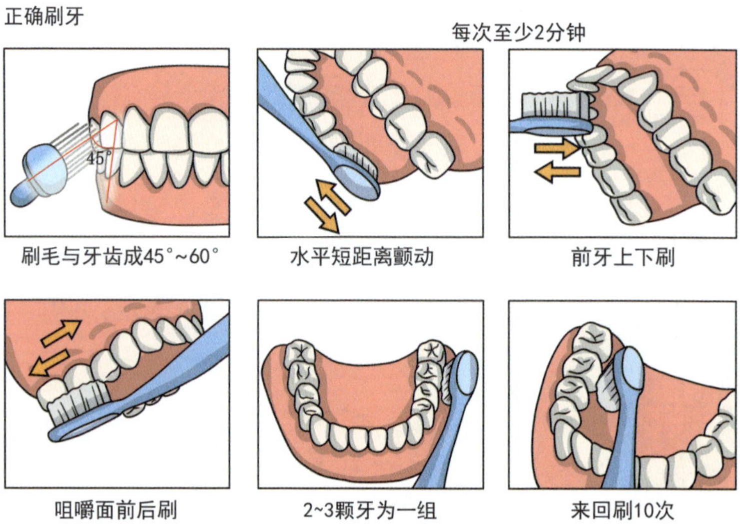

图 1-1 水平颤动拂刷法

（陈　江）

9. 咀嚼无糖口香糖对口腔健康有何影响

口香糖是一种广受欢迎的零食，距今已有 100 多年的历史。随着人们对健康生活方式的追求日益增强，无糖口香糖面世并逐渐进入千家万户。相比含糖口香糖，无糖口香糖能够减少因糖分摄入而增加的患龋风险，那么咀嚼无糖口香糖对口腔健康有什么影响呢？

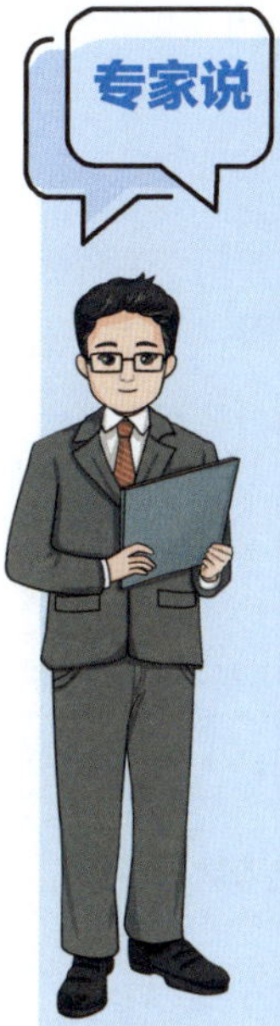

正确咀嚼无糖口香糖对口腔健康具有积极影响，但是过度咀嚼可能带来不利影响。

咀嚼无糖口香糖过程中，唾液分泌加速。唾液作为口腔健康的天然屏障，除清洁作用之外，唾液内所含的矿物质也可以促进牙釉质的再矿化。

但过度咀嚼无糖口腔糖会对口腔，甚至是整个消化系统，产生不利影响。

（1）过度咀嚼无糖口香糖，尤其是存在单侧咀嚼等不良习惯时，可能导致单侧咬肌肥大及单侧颞下颌关节受损，造成面颊部左右侧不对称；过度咀嚼导致肌肉紧张，可能出现磨牙症等，使牙齿过度磨损。

（2）长期咀嚼无糖口香糖，可能导致胃肠道进入过量空气，引起腹胀、腹痛等症状。

（陈　江）

10. **喜欢烫食**的习惯对口腔健康有何影响

关键词

烫食　口腔癌

在寒冷的冬天里，热腾腾的火锅是温暖人心的一种选择，但那滚烫食物入口时的灼热感，是否让大家有过一丝怀疑：过烫的食物会对口腔健康产生不良影响吗？

专家说

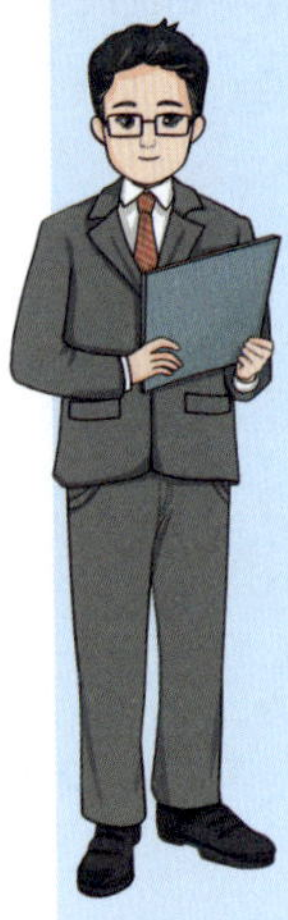

口腔和食管所能承受的最高温度约为65℃，因此，当入口的食物温度超过65℃时，即为烫食。该习惯对口腔健康存在不良影响。

（1）烫食会损坏舌面味蕾，影响味觉神经传导，出现口腔感觉麻木、食欲减退及口味变重等问题，甚至可能造成口腔黏膜反复损伤，增加口腔癌患病风险。

（2）烫食的高温可传导至牙齿内的牙髓组织，长期刺激可造成牙髓组织充血病变，造成牙齿酸痛等类似牙髓炎的症状。

（陈　江）

第二章

口腔常见疾病

一

龋病及根尖周病

1. 为什么**每天刷牙，还会有龋齿**呢

刷牙是预防龋病发生的一种有效方法。对大多数人来说，每天早晚各刷一次牙是很容易做到的事情。然而，有些人即便每天认真刷牙，依旧会有龋齿，这令人们困惑不已。

专家说

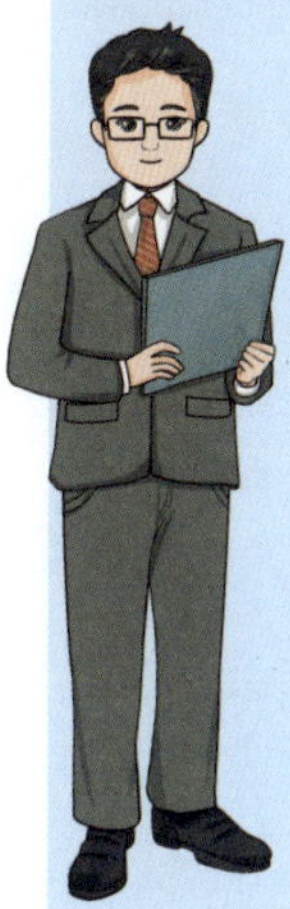

龋病是一种以细菌为主要病原体，在多因素联合作用下，导致牙体硬组织慢性进行性破坏性疾病。目前公认龋病发生的主要因素有四个：细菌、食物、宿主、时间。这个过程简单来说就是细菌附着在牙面上，分解食物产生酸性物质，酸性物质在牙面上滞留、侵蚀牙面，持续作用一段时间后形成龋损（图 2-1）。

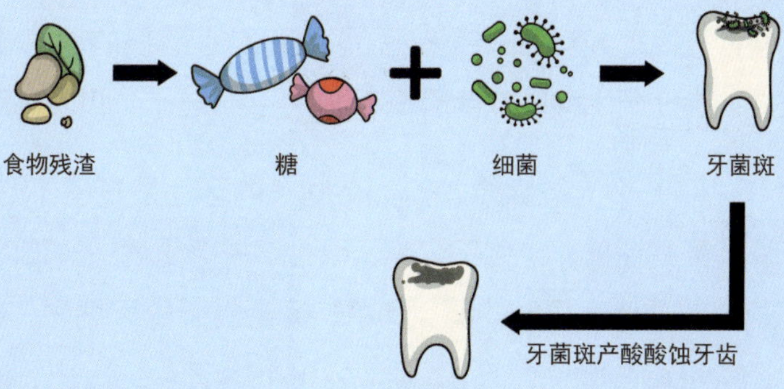

图 2-1　龋齿的形成

关键词

龋病　水平颤动拂刷法

目前预防龋病的最有效方法就是刷牙，但是，每天刷牙还是会有龋齿，主要是以下原因。

（1）刷牙时间过短：很多人认为只要沾上牙膏刷几下，牙就会干净了，这样根本达不到刷干净牙的目的。建议每天坚持早晚刷牙，每次刷牙至少 2 分钟。

（2）刷牙方法不正确：即使天天刷牙，但刷牙方法不正确，无法彻底清除细菌，也会引起龋齿。目前临床上推荐的刷牙方法为水平颤动拂刷法，这种刷牙方法可以有效地清洁牙齿大部分位置，能够极大地提高刷牙的效率，但是一定要注意手法，切不可大幅度拉锯式移动刷头。

（3）未使用牙线：刷牙并不能做到彻底清洁牙齿，因为牙刷刷不到牙齿的邻面，所以建议除了刷牙，还应使用牙线清洁牙间隙。

（4）饮食不当：经常摄入含糖量高、酸性的食物和饮料，例如糖果、蛋糕、碳酸饮料等。糖类被细菌分解产生酸性物质，侵蚀牙齿形成龋齿。另外还需要注意这些物质的摄入频率，频繁摄入会使牙面酸的浓度居高不下、持续作用，加快龋齿的发生。

（5）个人抗龋能力弱：有些人的牙齿发育得不好，如窝沟深、牙列拥挤、矿化不全等，也会增加患龋病的风险；此外，口腔中的唾液不仅能冲刷、稀释、抑制甚至杀灭细菌，减少定植，还能起到中和酸的作用，唾液分泌不足的人群更易患龋病。

（杜　毅）

2. 龋病会遗传吗

关键词：龋病　遗传　易感性

生活中您可能注意到，有些家庭中父母与子女的患龋病状况惊人地相似，由此引发疑问：龋病是否会在家族中代代相传？难道努力维护口腔卫生都是徒劳的吗？那么，究竟龋病是否具有遗传性呢？

专家说

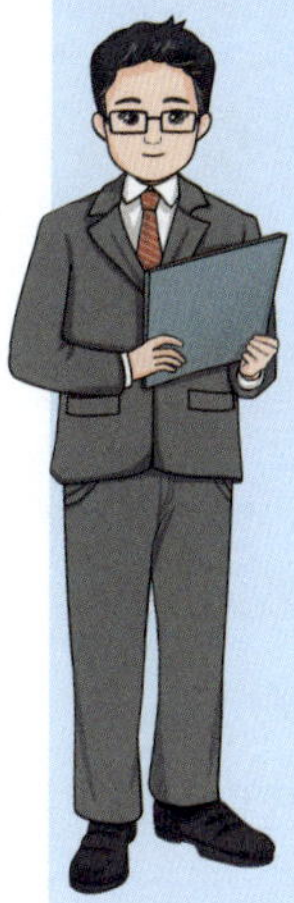

龋病是由细菌、易感宿主、饮食及时间共同作用才能发生的慢性进行性破坏性疾病。20 世纪初研究发现，同卵双胞胎的龋病发生率较异卵双胞胎更为接近，且不同性别的异卵双胞胎差异性最大。龋病本身并不是一种遗传性疾病，造成上述现象及家庭聚集的原因，很可能是个体的龋病易感性受到了遗传因素的影响。

龋病的易感因素，包括牙表面窝沟的形态，牙釉质的矿化程度和微量元素含量，牙排列情况，唾液的流速、流量及唾液中的抗菌成分，个体对食物中的糖分和酸性物质代谢的基因等。例如窄深型窝沟较平缓型窝沟更容易患龋病，牙矿化程度低者更易患龋病，牙釉质中氟、锌含量较低者更易患龋病，牙列拥挤者更易患龋，唾液流速低、流量少、抗菌成分少者更易患龋病，以上因素都存在一定遗传倾向。

除此之外，龋病易感性还与家庭成员共同的行为模式相关，在患者看来仿佛是遗传所致，包括：口腔卫生习惯，如刷牙频率、刷牙时间、是否使用牙线等；饮食结构，如高糖低纤维素饮食结构的家庭患龋率更高；健康意识，口腔健康重视程度高的家庭整体龋病易感性也会降低。

健康加油站

尽管龋病易感性与遗传存在相关性，我们仍然可以从很多方面降低龋病易感性。

（1）保持良好的口腔卫生：掌握正确的刷牙方法，一天刷牙 2~3 次，坚持每天使用牙线等。

（2）保证健康的饮食结构：减少高糖、高淀粉类食物的摄入，建议增加粗粮、蔬菜等高纤维素性食物的摄入来提高食物的自洁作用，尽量减少糖摄入量及摄入频率。

（3）定期口腔专科检查：乳牙、恒牙萌出后及时带孩子进行涂氟或窝沟封闭，可有效预防龋病的发生；如果已经发生龋病，要尽早去正规医院口腔科或口腔专科医疗机构进行处理。

（杜　毅）

3. 为什么口腔检查完好的牙，半年后检查却严重龋坏

关键词

隐匿性龋 急性龋 猛性龋

很多患者定期进行口腔检查，却发现半年后健康牙变成了严重龋坏牙。这种情况常常令人困惑，也对医生口腔检查的准确性产生疑问。那么，为什么看似健康的牙，在短短几个月内突然产生严重的龋坏问题呢？

专家说

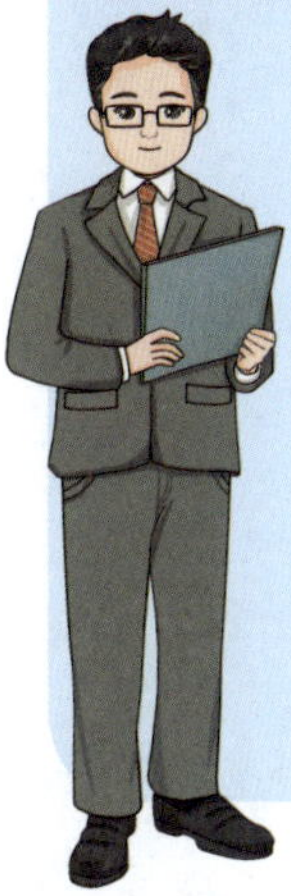

短期内突然产生严重的龋坏，原因主要有以下方面。

(1) 龋病的发生是一个渐进发展的动态过程： 龋病的发生通常从牙釉质开始，初期可能只是微小的脱矿现象，牙表面看似完好无损，并且没有明显症状或表现，在常规口腔检查时，医生可能无法发现其早期征兆。然而，随着时间的推移，龋病可能逐渐发展，侵入牙本质，最终形成龋洞（图 2-2）。

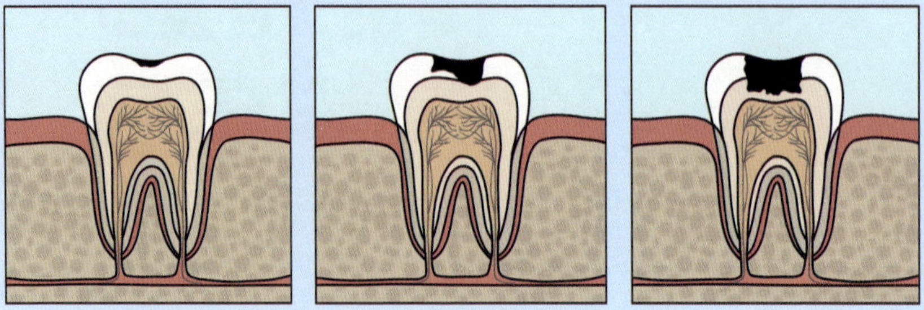

图 2-2　按龋损深度分类

（2）可能为隐匿性龋：龋病通常发生在牙的隐蔽部位，如窝沟（咬合面的小沟槽）或邻面（相邻 2 颗牙的接触面）。窝沟龋的窝沟表面看起来完好无损，但是龋坏早已在窝沟底部向牙本质深层扩散。邻面龋始于邻面，向牙髓方向逐渐发展，位置极其隐蔽。隐匿性龋在早期阶段不会表现出症状，在常规口腔检查中难以被发现，只有龋坏发展到一定程度，才能显现出来。

（3）可能为急性龋：有时候龋病的发展速度可能很快，从发现龋到牙髓感染可以短到数周。儿童好吃甜食且没有良好的刷牙习惯、新萌出的牙矿化不全、咬合面窝沟深等因素都可以使病变进展迅速。有唾液分泌相关疾病的患者，也易发生急性龋。

（4）可能为猛性龋：又称猖獗龋（图 2-3），表现为在短期（6~12 个月）内口腔有多颗牙、多个牙面，尤其在一般不发生龋的下颌前牙，甚至是切端的部位发生龋坏。可见于儿童初萌牙列，多与牙的发育和矿化不良有关，也可见于唾液腺功能被破坏或出现障碍的患者，如头颈部放射治疗（简称“放疗”）导致的唾液腺损伤、口干症。

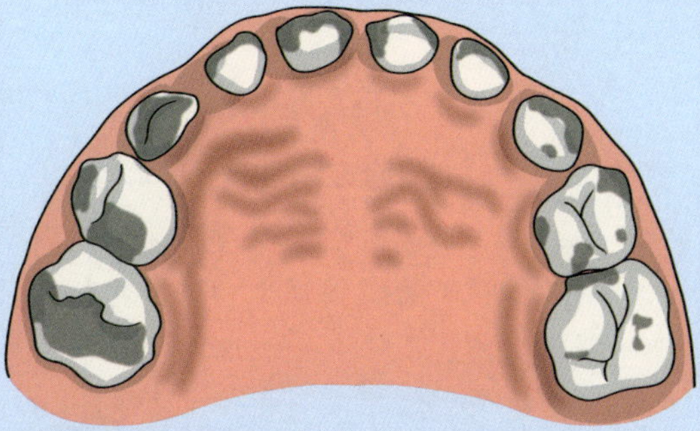

图 2-3　猛性龋

（5）**可能充填物下方出现了继发龋**：充填物下方的牙体出现继发龋，而牙齿表面可能完好。随着时间推移，继发龋进一步发展，充填物脱落，暴露材料下方的严重龋坏。

健康加油站

如何减少隐匿性龋、急性龋、猛性龋等的发生

减少隐匿性龋、急性龋、猛性龋等的发生重在预防及定期检查。在乳牙、恒牙初萌后行窝沟封闭和定期涂氟，加强牙刷和牙线的使用，缩短易患龋病人群定期口腔检查的周期，制订个性化口腔健康维护方案；对于唾液腺受损人群，必要时使用人工唾液替代治疗。

健康术语

隐匿性龋

是在临床检查中牙釉质表面呈无损或轻度脱矿的龋损现象，龋坏主体在牙本质层，在殆翼片（口腔 X 线片的一种）中可以看见牙本质透射影，好发于窝沟点隙处，早期症状不明显。隐匿性龋的预防，主要靠牙初萌时及时行窝沟封闭，并且定期进行口腔专科检查，做到早发现、早治疗。

（杜　毅）

关键词：龋损　黑点　黑线

4. 牙面的**黑点或黑线**，一定是**龋损**吗

著名医学期刊《柳叶刀》在 2017 年发布的全球疾病负担研究结果显示，口腔疾病位列全球年龄标化三级病因的患病率前列，恒牙龋是其核心组成部分。因此，龋病应该得到大家的重视。不少人会在自我检查或体检时发现牙面的黑点或黑线，于是产生疑问，这些是不是龋损呢？答案是不一定的。

专家说

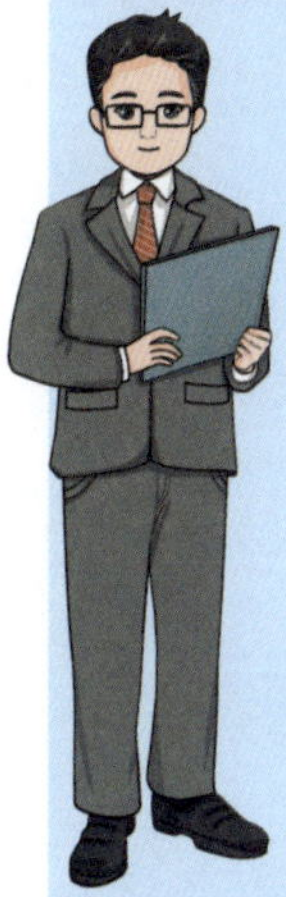

牙面出现黑线或黑点的原因主要有以下几个方面。

首先，牙齿表面的外源性色素沉着（图 2-4），主要是摄入咖喱、茶、铁制剂等深色食物、饮料及药物，使用烟草后，未及时清洁口腔或清洁不到位产生。

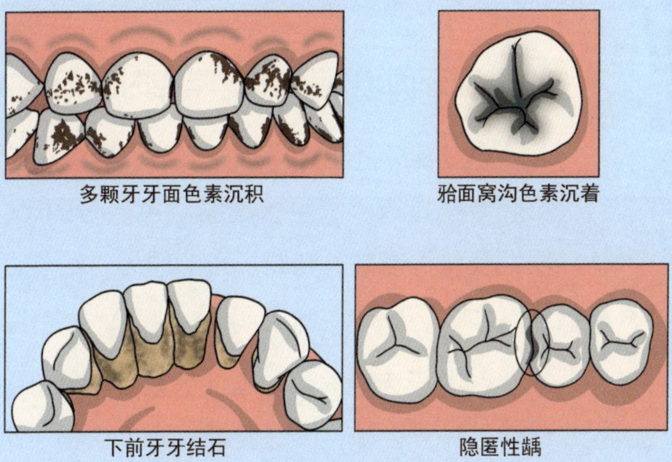

图 2-4　牙齿表面的外源性色素沉着

其次，咬合面上窝沟形态各异，部分窝沟窄深，容易堆积色素或食物残渣，且不易清除，可能呈现黑点或黑线，有时需要与隐匿性龋鉴别。

再者，牙石是沉积在牙面的菌斑钙化物，在形成过程中染色变深也有可能会被误认为龋损。

最后，便是龋损。龋损发生在牙的光滑面（唇面 / 舌面），呈棕黄色或黑褐色改变，发生在咬合面窝沟上，可呈墨浸样颜色改变。此外，牙面有黑线或黑点也有可能是隐匿性龋，检查可发现牙釉质表面完好无损或轻度脱矿，但实际上龋坏可能已经深入牙本质。如果黑点或黑线出现在充填修复材料与牙的交界处，可能是发生了微渗漏或继发龋。

健康加油站

当发现牙面出现黑点或黑线时，应该如何处理

当发现牙面出现黑点或黑线时，建议到医院进行口腔专科检查，医生会根据黑色部分的颜色、形态、质地及是否能去除判断真正的原因，给予正确的指导建议及治疗方案。

（1）牙齿表面的外源性色素沉着，可以在医院通过喷砂抛光去除，同时要减少深色食物、饮料及药物摄入，减少吸烟数量及频率。

（2）儿童窝沟窄深，可到医院进行窝沟封闭以减少窝沟内的食物滞留、窝沟龋的发生。

（3）牙石沉积在牙面上导致的黑点、黑线，可在医院及时清除牙石，维护牙周健康。

（4）龋病（隐匿性龋、继发龋）导致的牙面黑点或黑线，建议及时重新充填修复，避免进一步发展成牙髓炎或根尖周炎。

（杜　毅）

5. **楔状缺损**是怎么形成的

关键词

楔状缺损

不少患者在冬季张口吸气或刷牙触及牙颈部时，牙会感到酸痛。仔细观察会发现牙颈部有一个底小口大的“V”形缺损，一旦触碰，就会感到酸痛。这种缺损形状类似木工使用的楔子，口腔医学中称为楔状缺损（图 2-5）。这种缺损往往涉及多颗牙，如果发展到严重阶段，可能会引起牙髓炎、根尖周炎，甚至牙折。那么，楔状缺损究竟是如何形成的呢？

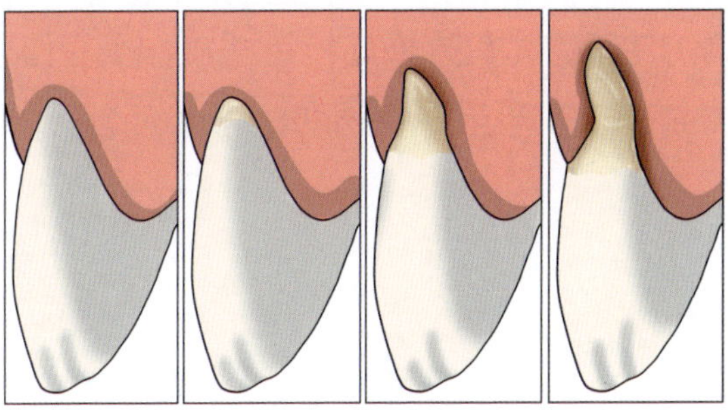

图 2-5　牙颈部楔状缺损

专家说

楔状缺损是一种常见的口腔疾病，成因复杂多样。

（1）牙颈部的结构特点：牙颈部区域（釉牙骨质界）是整个牙齿中牙釉质（冠部最外层结构）与牙骨质（根部最外层结构）覆盖量最少或无覆盖的部位，是牙体结构的薄弱环节，牙龈在此处容易发生炎症和退缩导致根面暴露。因此，该区域的耐磨损能力最低。

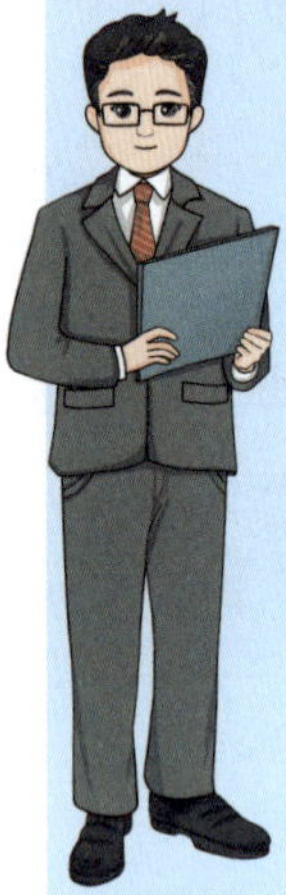

（2）酸的作用： 频繁接触酸性食物或饮料如柠檬、醋，以及胃病反酸，都会导致牙颈部组织表面脱矿，受摩擦后容易磨损。

（3）牙颈部的应力疲劳： 牙颈部是牙体硬组织（牙釉质、牙本质和牙骨质）交会处，是牙承受咬合力的应力集中区，极易发生应力疲劳。不良咬合、磨牙症等导致部分牙咬合力异常的因素，使唇颊侧釉牙骨质界处拉应力集中，造成应力腐蚀和牙体微裂。

（4）不恰当的刷牙方法： 横向刷牙习惯和硬毛牙刷的使用，尤其是横向拉锯式操作反复作用，可直接造成牙颈部硬组织的机械磨损。

健康加油站

如何预防楔状缺损的产生

（1）选用刷毛硬度适中的牙刷，并避免横向拉锯式刷牙。

（2）调整饮食结构，减少酸性食物的摄入，并及时漱口。

（3）通过调整咬合和口腔正畸治疗等方式改善咬合关系。

（4）定期进行口腔专科检查，早发现，早治疗。

健康术语

应力疲劳

在咀嚼运动过程中，牙接受的咬合力和方向随着时间周期性地发生改变，相应部位的牙体硬组织接受大小不同的压应力和拉应力交替作用。虽然每一次交变的应力值并不大，但长时间反复发生，在应力集中的部位易出现微小损伤，即应力疲劳。

（杜　毅）

关键词

牙釉质发育不全　氟牙症　早期龋

6. 为什么牙上会有白色斑点和坑坑洼洼的缺损

在日常生活中，有些人会发现自己的牙齿表面出现白色斑点或坑坑洼洼的缺损。这些现象不仅影响美观，还可能预示着牙齿的健康问题。那么，为什么会出现这些情况呢？

专家说

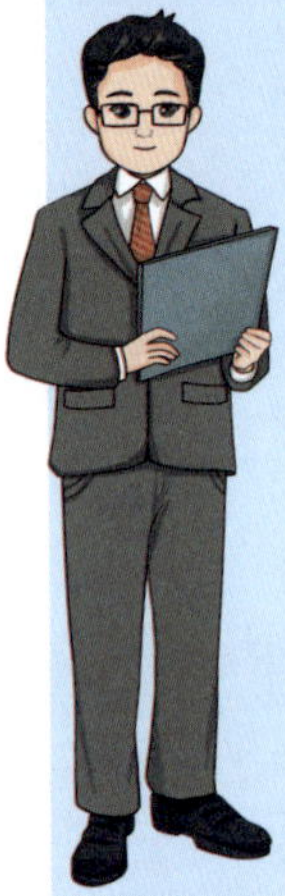

我们正常的牙表面光滑，有光泽，通常呈淡黄色，但是有些患者的牙上会有白色斑点和坑坑洼洼的缺损，主要有四种情况。

（1）牙釉质发育不全：指在牙的发育过程中，各种原因导致牙釉质形成不全或矿化不全，进而造成牙的表面出现白垩色（轻度）、横沟状缺陷或窝状缺陷（重度），可以在单颗牙或多颗牙上出现。

（2）氟牙症：牙在发育时期，长期摄入过多的氟化物会导致氟牙症，表现为牙面出现白垩色到褐色的斑块，严重时还伴有牙釉质的缺损，常会发生在同一时间发育的多颗牙上，尤其是上颌牙。

（3）早期龋：指不当的刷牙方式、牙齿缺乏有效的清洁，使牙菌斑积累，牙齿表面受到酸性物质的侵蚀，矿物质从牙釉质中流失，导致牙面的脱矿现象。龋损在初期可能表现为白色斑块，虽然没有明显的龋洞，但它们是牙齿健康出现问题的早期预警。如果不及时处理，可能会进一步发展成龋洞。

（4）酸蚀症：长期高酸性饮食（如过多饮用碳酸饮料）可能导致牙齿表面受到酸性侵蚀，导致牙齿表面出现白色脱矿和不规则的坑洼缺损。

健康加油站

如何治疗牙面的白色斑点和坑坑洼洼的缺损

（1）牙釉质发育不全：可以应用氟化物和抗牙本质敏感药物减轻牙的敏感症状，通过树脂材料修复、贴面修复或全冠修复等方法来改善牙的美观。

（2）氟牙症：可以用脱色法改善美观，伴有牙缺损时，可以采用树脂充填、贴面修复或全冠修复等方法处理。

（3）早期龋：可以通过氟化物治疗、再矿化治疗或渗透树脂材料修复等方法来终止龋病的发展。

（4）改变酸性饮食习惯。

（杜 毅）

关键词

牙本质敏感症 牙髓炎 冷热刺激痛

7. 为什么我的牙齿一碰冷或热的东西就会疼

很多人都经历过这样的情况：喝冷水、热汤的时候，牙齿就像突然被闪电击中了一样，这就是典型的牙髓受到刺激的表现，这种症状可见于各种导致牙本质敏感症的疾病，经常给人们带来极大的困扰。那么，冷热刺激痛究竟是怎么回事？又该如何预防和治疗呢？

专家说

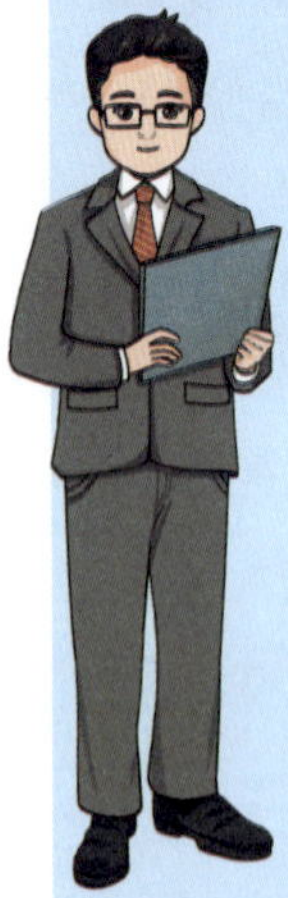

冷热刺激痛的常见原因如下。

(1) 龋病：细菌导致的牙体硬组织逐步破坏，牙髓离外界越来越近，导致牙齿一遇到冷热刺激就痛。

(2) 牙齿磨损：咀嚼习惯、磨牙症或刷牙方式不当导致的牙齿磨损。

(3) 牙周炎：可导致牙龈退缩和牙根暴露，冷热刺激或机械刺激（如刷牙、咬硬物）会引发敏感疼痛。

(4) 牙隐裂：牙冠表面出现细小裂纹，逐渐深入牙本质内，引起牙齿敏感。

（吴补领）

关键词

窦道　根尖周脓肿　牙周脓肿

8. 为什么**牙龈上的脓包**，时大时小，还有液体流出

经常有患者问："医生，我的牙龈上长了个包，是不是牙龈上火了？"

牙龈上的脓包是牙龈内部的一个通道的开口，专业术语为"窦

道”。开口可以在口腔内的牙龈上，也可以在口腔外（也就是面部周围的皮肤上）。通常表现为牙龈上的脓包，有时会肿大，挤压后有脓液流出，脓包又会变小，过段时间会再次鼓起来。

专家说

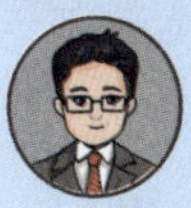

牙龈脓包的病因大致分为与牙齿相关的和牙齿不相关的两类。与牙齿相关的一类：牙髓炎、牙髓坏死、根尖周脓肿、牙周脓肿等。与牙齿无关的一类：骨髓炎，肿瘤或一些拔牙、其他口腔手术后感染引起的脓肿等。

最常见的牙龈脓包为牙源性的根尖周脓肿、牙周脓肿。

健康术语

根尖周脓肿

可见于严重龋坏、严重缺损、牙隐裂、牙外伤及存在咬合创伤的患者。细菌感染牙髓后，炎症通过牙髓蔓延到根尖周组织、牙槽骨，脓液无法排出，形成一定压力冲破牙槽骨后，牙龈会鼓出脓包，形成根尖周脓肿。脓肿破溃便会形成从根尖到牙龈的窦道，脓液便由此流出。

牙周脓肿

由牙石刺激牙龈形成牙周袋或智齿阻生周围覆盖龈袋，内部无法得到彻底清洁，感染后炎症扩散导致脓液无法排出，压力增大形成脓包，部分糖尿病患者会导致细菌毒素增强，炎症频发。

健康加油站

牙龈上出现脓包，应该怎么办呢

正确的解决办法是及时到正规口腔机构进行相应的检查，医生会找出长脓包的真正原因，并对因对症治疗。

（1）根尖周炎导致的脓包：需要先到医院检查牙齿有无相应病因，并进行 X 线检查，判断患牙是否可以保留。脓肿切开引流后，如果患牙无法保留，择期拔除即可；如果患牙尚有保留价值，则需要做根管治疗。

（2）牙周炎导致的脓包：首先进行脓肿切开引流。待急性期过后，有保留价值的患牙进行牙周刮治，无保留价值的患牙拔除。

（吴补领）

9. 根管治疗中的器械分离是什么

根管治疗是一项常见的口腔治疗手段，旨在挽救牙髓感染的牙齿并遏制炎症向周围组织扩散。少数人群在根管治疗过程中会发现牙根里面遗留了一根针，这是怎么一回事呢？又会对身体造成什么影响呢？

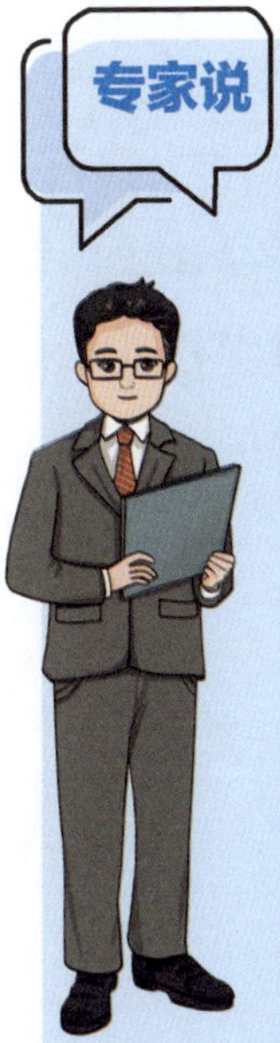

在根管治疗时，医生需要使用金属器械在牙齿根管内部进行清创消毒，当所加外力超过了金属器械本身的抗疲劳程度，可导致器械发生分离，也就是俗称的“断针”。

器械分离的原因有哪些

器械分离的原因主要有解剖因素、器械因素及操作因素。根管的解剖形态复杂多样，金属器械在清理复杂的根管系统时发生弯曲、旋转及变形，在来回拉扯的作用下因“过度疲劳”而发生器械分离。此外，操作方法不当也可加速器械疲劳导致器械分离。

器械分离会对身体造成怎样的影响

器械分离是否会造成影响主要看分离位置、分离下段有无感染，以及分离之前操作感染控制情况。临床研究结果表明，分离在根管内的器械并不会移动，不会导致刺穿血管、神经及器官等情况，大部分不会影响患牙的疗效。

器械分离的防治措施

器械分离属于根管治疗的并发症而非医疗事故，无法完全避免发生，因此，应对策略主要以预防为主，减少器械分离的发生。

对已经发生的器械分离，取出分离器械时将在一定程度上对牙根内部结构进行破坏，存在导致其他并发症的风险。因此根管内分离器械是否必须取出，需要专业医生严格评估。器械分离发生在根管内时，如果取出风险较低，可采用显微超声技术、显微钳取技术等取出；如果取出风险高，可建立旁路从分离器械旁进行根管的清理、消毒、充填，或者在充分消毒根管后，将分离器械当作填充材料埋入根管中，治疗后不定期随访即可。当分离器械超出根尖孔时，如果没有明显不适的症状或引起明显的根尖周病变，可随访观察。否则，可行根尖外科手术将其取出。

（吴补领）

10. 牙隐裂需要治疗吗

很多人觉得自己牙口可好了，连开啤酒瓶都不在话下，毕竟牙齿可是我们人体最硬的器官，突然有一天，轻轻一咬便能让牙齿剧烈疼痛，但又没有发现龋齿。这时可能遇上了口腔的“隐形杀手”——牙隐裂。牙隐裂是什么？需不需要治疗呢？

专家说

牙隐裂是指发生在牙冠表面的细小、不易发现、非生理性的裂纹。有很多原因可能导致牙隐裂。比如牙齿各部分的形态、厚薄和结构不同，抵抗外力的能力也不同，所以牙隐裂常发生在相对薄弱的窝沟处；在咀嚼过程中突然遇到沙砾、骨渣等，会使某个牙齿

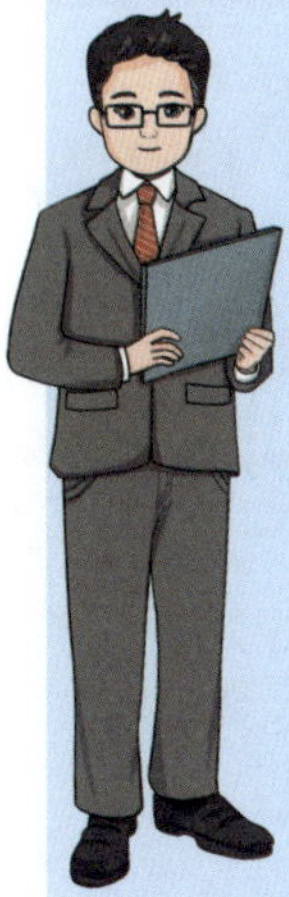

承受的咬合力增大造成牙隐裂；长期的冷热循环刺激也会导致牙齿出现裂纹。除此之外，任何超过生理承受范围的力量，比如磨牙症、长期单侧咀嚼、外伤中对牙齿的打击，都会导致牙隐裂。

早期隐裂牙没有明显症状，不易发现，随着裂纹的加深，会出现各种牙痛，如激发痛、自发痛、咬合痛等。临床上通常根据患者的症状评估隐裂牙裂纹的深度，并根据深度决定治疗方案。

（1）当裂纹只存在于浅表牙釉质层（图 2-6A）时，通常没有明显症状，可通过调𬌗防止裂纹加深。

（2）当裂纹已达牙本质浅层或中层（图 2-6B）时，常常伴有定点咬硬物痛、冷热刺激不适等症状，但牙齿不会出现自发性疼痛，这种情况可行树脂充填或全冠保护修复。

（3）当裂纹到达牙本质深层（图 2-6C）时，可能累及牙髓。这种情况应仔细判断牙髓活力，如牙髓活力尚可，可行全冠修复，如牙髓感染活力不佳，降低咬合做根管治疗。因根管治疗过程中牙体硬组织会进一步被削弱，治疗完毕要及时进行全冠修复。

（4）当裂纹已达髓室底，甚至牙根（图 2-6D，图 2-6E），或者在治疗后咬合痛等症状无法控制时，应考虑拔除患牙后选择合适的方式来修复缺牙。

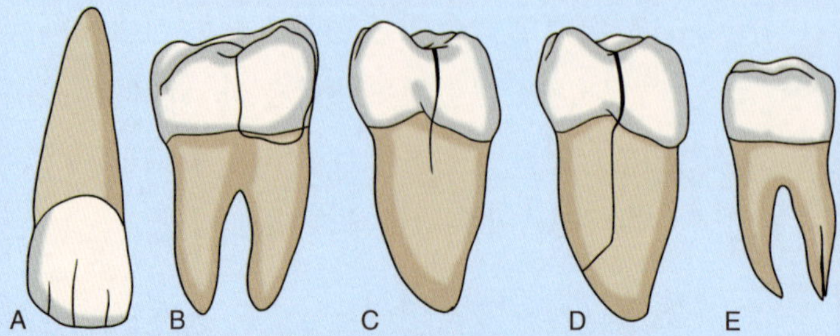

图 2-6　牙隐裂

注：A. 裂纹只存在于浅表牙釉质层；B. 裂纹已达牙本质浅层或中层；C. 裂纹到达牙本质深层；D、E. 裂纹已达髓室底，甚至牙根。

健康加油站

牙隐裂的预防、治疗很难分开，防治结合，才能得到较好的结果。

（1）注意口腔卫生，定期进行口腔专科检查。对有隐裂趋势的牙，比如牙尖高陡、边缘锐利的牙齿，应在检查发现后及时调磨。还有伸长的智齿，残根、残冠，缺牙导致的单侧咀嚼等，应做全面的处理。

（2）在生活中避免用牙齿啃咬硬物，如螃蟹、软骨等；进食时细嚼慢咽，以防突然咬到骨头或沙砾。

（3）避免冷热交替饮食，比如在吃火锅时喝冰镇饮料，防止牙齿经受较大的温差刺激导致隐裂。

（吴补领）

二

牙周病

11. 为什么牙龈会出血

关键词

牙龈出血　口腔卫生　清洁

相信很多人都有这样的经历，刷牙或咬硬物时，牙龈会出血，甚至有时候牙龈还会自发出血。

牙龈出血太常见，很多人没把它当回事。牙龈出血其实是牙龈向我们发出的预警信号！长期不重视，小小的牙龈出血，发展到最后可能会导致牙齿松动甚至脱落，没有健康的牙齿，进食和咀嚼功能会受到明显影响。

专家说

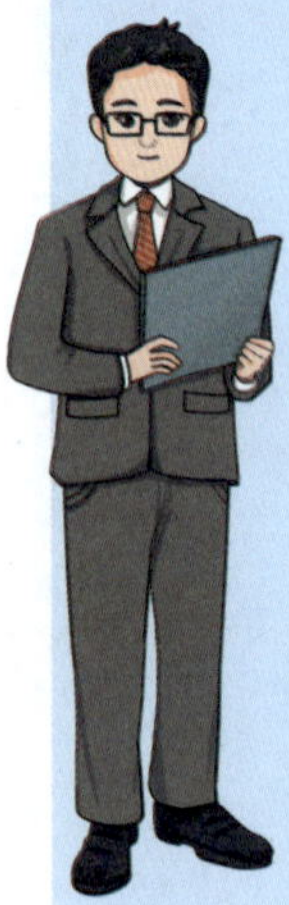

牙龈出血的原因

（1）龈炎、牙周炎：一般牙龈出血的原因都是平时的口腔卫生没有做到位导致的龈炎或牙周炎。

（2）全身性疾病：如高血压、糖尿病、血液系统疾病、肝肾功能异常等导致牙周组织对局部刺激的抵抗力下降，诱发牙周组织炎症。

（3）药物因素：长期服用抗凝血药或抗血小板药，如华法林、阿司匹林等，会增加牙龈出血倾向。

（4）口腔局部因素：不合适的义齿摩擦牙龈黏膜导致出血，刷牙用力过大、鱼刺卡住等也会造成短暂的牙龈出血。

（5）女性特殊时期：经期、妊娠期和哺乳期容易发生牙龈出血。

牙龈出血的应对处理

（1）急性牙龈出血： 牙龈突然出血不止，建议用干棉球、纱布在出血部位压迫止血，也可以进行局部冷敷，并及时就医。

（2）长期慢性牙龈出血： 大部分是因为牙齿清洁不到位，牙间隙清理不干净，需要去医院检查，评估是否需要通过龈上洁治术（俗称“洗牙”，简称“洁治”），进行口腔全面清洁。

（3）全身系统疾病引发的牙龈出血： 如果牙龈出血无法自行停止或出血量较大，需要及时排查病因，首先治疗全身疾病，同时采取相应的口腔治疗。

健康术语

龈炎

是指牙龈组织出现炎症反应，可表现为牙龈出血伴肿胀、发红、渗出、正常形态改变和偶尔的不适感。龈炎是一种可逆性疾病，此时牙槽骨尚未吸收，通过合适的牙周治疗可使牙周恢复健康状态。

牙周炎

是一种慢性炎症疾病，主要源于牙菌斑中的细菌对牙周组织的破坏，与龈炎不同，牙周炎是一种不可逆的疾病，此时牙槽骨已吸收。牙周炎的主要症状包括牙龈红肿、牙龈出血、牙周袋形成等，可能伴随牙齿松动、移位，甚至牙齿丧失。

（徐骏疾）

12. “牙缝”能填上吗

关键词

牙缝　牙周炎

大家是否也曾突然发现，原本整齐紧密的牙齿，现在似乎悄悄地“分开”了？牙间隙（俗称“牙缝”）变大不仅让笑容变得不再那么完美，还可能伴随牙齿松动、牙龈退缩等问题，严重影响口腔健康和外观。那么为什么牙间隙会变大呢？变大的牙间隙能不能填上呢？

专家说

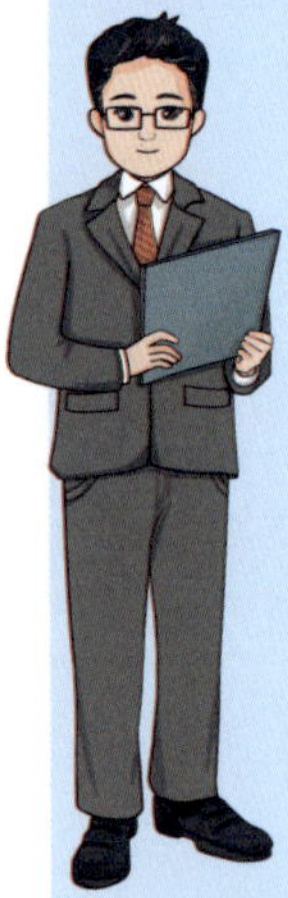

大多数成年人的牙间隙变大，多是由牙周炎导致。牙周炎的始动因子是牙菌斑生物膜，而牙石又是最重要的促进因素。随着牙周炎的不断发展，牙槽骨不断吸收，牙龈退缩，暴露出牙根（类似“水土流失”）。牙龈退缩后，牙齿之间的空隙自然会变大。

那么牙周炎引起的牙间隙能填上吗？答案是能，但是不推荐！从技术上来讲，可以通过一些治疗方法来“填补”这些缝隙。比如可以通过做瓷贴面、冠修复等治疗，暂时让牙齿看起来更加紧密。但这些方法治标不治本，因为牙周炎的根本问题是牙龈和牙槽骨的健康问题。如果不解决牙周炎本身的问题，那么牙龈退缩和牙槽骨吸收还会继续，牙齿可能会越来越松动，甚至脱落。更为关键的是，将牙周炎导致的牙间隙填起来后，患者自我菌斑控制更加困难，那么牙周反而更容易发炎，加重牙周病情。

正确的处理方法是先治疗牙周炎。通过专业的牙周治疗来恢复牙龈健康，减缓牙槽骨吸收。只有解决了牙周炎，牙齿才能更稳固，牙间隙才不会再变大。

（徐骏疾）

关键词

牙周病 刷牙

13. 牙周病是因为刷牙没刷干净吗

许多患者被诊断为牙周病后，都会产生一个疑问：牙周病是不是自己没刷干净牙导致的呢？其实，牙周病的发生是很多种因素共同导致的。

专家说

细菌通过牙菌斑附着在牙齿表面，最终钙化形成牙石。牙周组织在牙石与细菌刺激下产生炎症，出现刷牙出血、口腔异味、牙龈肿胀疼痛等症状。若炎症不能得到有效控制，最终导致牙周炎。

刷牙的目的是刷去牙菌斑、软垢，所以刷好牙齿是预防牙周病的第一步。但牙周病只跟刷牙干不干净

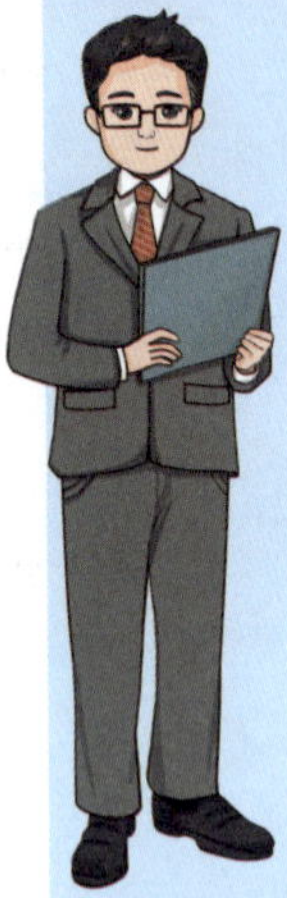

有关吗？并不是，牙周炎也可以由别的因素导致或促进。这些因素大概可以分为局部因素和全身因素。

（1）局部因素：除牙石外，𬌗创伤、异常的上下颌牙接触或咬合过大的异常力，也可能导致牙周病。此外，牙的解剖形态异常，比如牙根上的凹陷，也容易被细菌附着，加速炎症发生。

修复体的设计不合理、边缘不密合、材料光洁度差，可摘义齿的设计不当均会危害牙周组织的健康。正畸矫治器也会导致菌斑堆积，过大的矫治力会导致牙槽骨和牙根的吸收，不正确地使用橡皮圈会使原有的炎症加重。

不良的口呼吸习惯、不正确地使用牙线也会促进牙周炎的发生。

（2）全身因素

1）遗传因素：研究表明，侵袭性牙周炎和重度牙周炎的宿主易感性可能与遗传有关，还有一些遗传性高血糖、吞噬细胞减少、免疫缺陷、骨质疏松也会加重牙周炎。

2）性激素：孕酮、睾丸素等性激素对牙周组织有调节作用，青少年和女性激素水平的升高可增加牙龈组织对菌斑等刺激物的反应，妊娠或服用激素类避孕药物也可能加重牙龈炎症。

3）吸烟：影响局部的血液循环、体液免疫、细胞免疫和炎症过程，从而影响牙周的健康，但尚未明确具体的机制。

4）精神压力过大：高度紧张的精神状态会降低机体免疫力，可能导致疏忽牙齿清洁、增加吸烟量、过度饮酒，这些因素都可能加重牙周病。

总之，牙周病主要是牙齿清洁不彻底引起的，但生活中也不能忽视其他促进因素。

（徐骏疾）

关键词

龈炎　牙周炎　牙周治疗

14. 牙周病能治愈吗

牙周病是指发生在牙齿周围组织而不是牙齿本身的一类疾病，分为仅累及牙龈的龈炎和破坏深层组织的牙周炎。深层组织包括牙周膜、牙槽骨等，这些都是保证牙齿稳固的“地基”。俗话说“基础不牢，地动山摇”，当长期慢性感染发展到深层组织时，往往会带来不可逆的破坏，正如牙周炎患者可能会发生牙齿松动移位、牙龈退缩、牙槽骨吸收、咀嚼无力等情况。

专家说

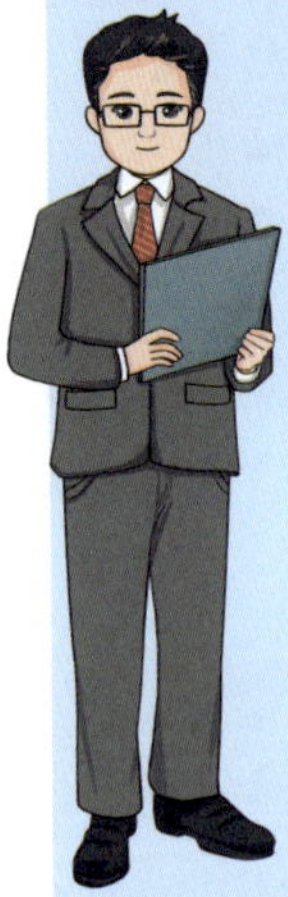

牙周病可以治愈吗

牙周病作为口腔常见的疾病，大家最关心的问题是牙周病是否能治愈。这个问题需要从两个方面来看：一是病情较轻的龈炎，二是破坏较为严重的牙周炎。

（1）龈炎是可以治愈的。如果炎症只局限在牙龈而没有往深层发展，那么这些症状通过医疗手段和自身维护是可以恢复正常的，比如洁治、刷牙、使用牙线、使用漱口水等。

（2）牙周炎目前只能控制，尚无法完全治愈。当炎症从牙龈扩散，造成更深部的破坏时，龈炎就发展成了牙周炎。很遗憾，牙周炎是不能治愈的。尽管牙周炎导致的牙龈退缩和牙槽骨吸收无法彻底恢复到原来健康的状态，但通过积极的治疗和良好的自我维护，可以有效控制病情，防止疾病往更严重的方向发展，尽量保住更多牙。牙周炎就像糖尿病、高血压等慢性病一样，通过规范的治疗可以很好地控制，很多患者听到牙周炎不能治愈就觉得没必要治疗了，这种想法是错误的。

牙周炎如何治疗

牙周炎的治疗目标是消除炎症，控制牙菌斑，防止病情加重，并尽可能地恢复牙周组织的形态。

轻度到中度的牙周炎，在系统的牙周治疗（包括龈上洁治术、龈下刮治术）后病情通常可以得到控制。同时，患者需要做好日常维护，如正确地使用牙刷、牙线、牙间隙刷、冲牙器。

重度牙周炎时，牙槽骨已大量丧失，在牙周基础治疗之后，患者往往要接受牙周手术才能较好地控制病情。此外，部分牙齿缺失的患者还需要种植牙或配戴义齿来恢复咀嚼功能。

牙周病很容易复发，所以患者需要格外重视口腔卫生，定期于牙周科就诊复查。另外，养成良好的生活习惯也十分重要，比如戒烟、健康饮食、规律作息，这些都能帮助暂缓牙周病的发展。

健康术语

龈上洁治术

俗称“洗牙”，是指用洁治器械去除暴露在口腔内可以直视的牙石、菌斑和色素沉着，并抛光牙面，以延迟菌斑和牙石再沉积。

龈下刮治术

是在洁治术后，用比较精细的龈下刮治器做深部清洁，刮除位于牙周袋内根面上没有暴露在口腔内的龈下牙石和菌斑，并做根面平整以形成利于牙周组织附着的坚硬、光滑的牙骨质表面。

（徐骏疾）

15. “洗牙”会让“牙缝”增宽吗

关键词

龈上洁治术　牙龈退缩　牙周炎

首先需要明确的是，龈上洁治术（俗称“洗牙”）本身是不会导致牙间隙（俗称“牙缝”）增宽的。洁治后感觉牙间隙增大的原因主要有三点。

（1）牙石的去除效应：如果牙齿缝隙间堆积了大量的牙石，就会侵占牙间隙的位置，使得牙间隙看起来不明显；而洁治后，牙石被清除，原本被牙石占据的空间就暴露出来了，牙间隙就会显得比较明显（图 2-7）。

（2）牙龈肿胀的消退：牙龈经常因牙石的刺激而产生炎症性肿胀，牙石被清除后肿胀消退恢复正常，牙间隙也会显得更大。

（3）牙周炎导致的牙槽骨吸收：如果患有牙周炎，并且没有得到及时控制，可能会导致牙龈退缩及牙槽骨吸收（是不可逆性病变），牙周基础治疗后，这种病变情况就会完全显现出来。

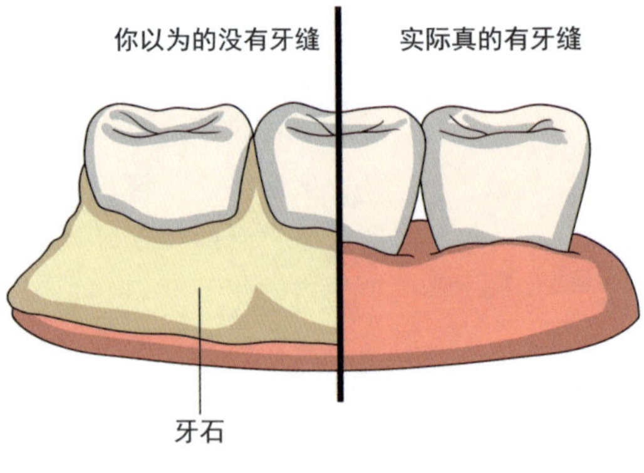

图 2-7　“牙缝”

专家说

龈上洁治术的主要目的是消除局部刺激，使牙龈炎症完全消退或明显减轻。它是去除龈上菌斑和牙石的最有效方法，也是牙周病治疗的关键步骤；有助于减少口腔细菌滋生，改善口腔异味，并对牙周炎患者的牙龈红肿、出血等症状有缓解作用。龈上洁治术的适用对象包括健康人群的预防性洁治；龈炎、牙周炎患者；其他口腔治疗（如口腔修复、口腔正畸、口腔颌面外科手术）前的准备。

健康加油站

如何避免和治疗牙间隙增宽呢

（1）定期洁治：选择正规口腔医院，进行每半年至 1 年的洁治，可以有效控制牙石的形成和堆积，从根本上消除牙石的炎性刺激，避免牙龈退缩、牙槽骨吸收造成的牙间隙变大。

（2）菌斑管理：洁治后应注意正确刷牙，保持口腔卫生，避免牙菌斑堆积并形成牙石；可以使用牙线、牙间隙刷等口腔卫生工具来清洁牙间隙，确保口腔清洁及菌斑管理到位。

（3）牙间隙增大的治疗：对于洁治后暴露出的、牙龈退缩及牙槽骨吸收造成的不可复性牙间隙增大，建议在牙周系统治疗后进行牙周膜龈手术、口腔正畸或口腔修复美学治疗，可在一定程度上改善口腔外观。

（李　昂）

16. 为什么要半年到 1 年“洗牙”一次

关键词

洗牙 牙石

很多人都知道要定期“洗牙”，但为什么要半年到 1 年“洗牙”一次呢？因为在刚清洁过的牙面上，牙菌斑在数分钟就开始逐渐形成，不断持续地堆积。如果每天刷牙未能达到良好的清洁效果，牙菌斑就会不断增多和堆积，进而开始矿化，并可能在 12 小时至 1 周的时间内形成牙石。此后，就不能靠自行刷牙和使用牙线等工具清洁了，必须通过“洗牙”来去除牙石。

因此，牙周健康的人需要每半年至 1 年进行一次口腔检查并进行“洗牙”。而口腔卫生状况较差、容易形成牙石的人，牙周病及口内有修复体或正畸矫治器的患者，可能需要 3~6 个月进行一次“洗牙”，甚至需要进一步的牙周治疗来维护牙周健康。

专家说

“洗牙”疼不疼

“洗牙”时，一部分患者有不能忍受的牙齿酸痛或敏感，可以采用舒适化治疗，减轻这种不适感。

“洗牙”后要注意什么

（1）“洗牙”后牙齿可能出现对冷热酸甜刺激敏感的症状，可局部使用抗牙本质敏感牙膏。

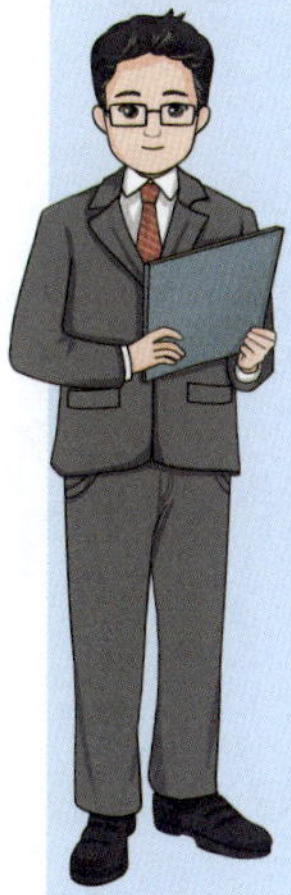

（2）尽量减少或避免吸烟，喝茶、咖啡、红酒及可乐等深色饮料，防止色素快速沉着。

（3）做好口腔卫生维护，正确刷牙，使用牙线、牙间隙刷或冲牙器（图 2-8）。

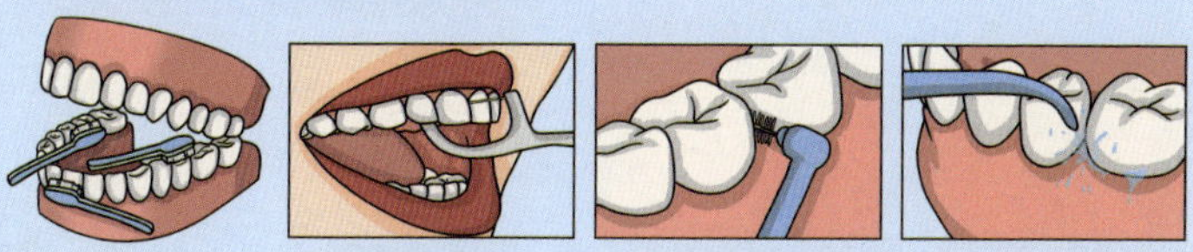

正确刷牙　使用牙线　使用牙缝刷　使用冲牙器

图 2-8　口腔卫生维护

什么情况不宜“洗牙”

（1）糖尿病、心脑血管病情控制不佳者。

（2）因超声波会干扰大部分心脏起搏器的工作，植入心脏起搏器的患者须在治疗前告知口腔医生，并与内科医生确认植入的起搏器是否会受到超声波的影响。

（3）“洗牙”时牙龈易出血，凝血异常患者需先咨询内科医生。

（4）在传染性疾病活动期的患者不宜“洗牙”，以免疾病传播或加重病情。

（李　昂）

17. 为什么"洗牙"后医生还要让我去"刮治"

关键词

牙石 牙龈炎症 龈下刮治

龈下刮治术即"刮治"，是通过将器械深入龈下，清除深层的龈下牙石、菌斑及根面受感染的软化牙骨质的治疗方式，可以有效防止牙周炎症的进一步恶化，保护牙周组织的健康，防止牙齿松动和脱落。

"洗牙"后还需要进行刮治的主要原因："洗牙"是主要针对健康人群及龈炎患者的预防性措施，只能清除牙齿表面的牙菌斑和牙石，对龈下牙菌斑和龈下牙石却是无能为力。这些深层的牙石和牙菌斑如果不被清除，会持续刺激牙周组织，导致牙周炎症加剧、牙槽骨吸收等。

专家说

牙龈下为什么会形成牙石

牙石首先形成于牙齿和牙龈的交界处，也就是龈上牙石，肉眼直接可以看到，呈黄或白色。但当龈上牙石逐渐增多，又没有被及时清除，面积便会越来越大，渐渐向龈缘以下延伸，也就形成了龈下牙石。龈下牙石通常肉眼是看不到的，需要专业的口腔医生使用工具探查。

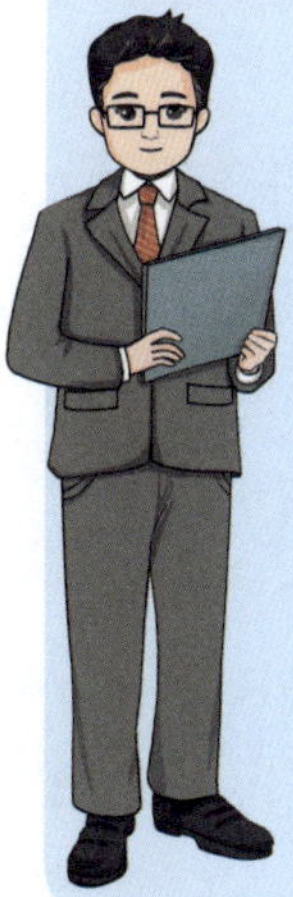

龈上洁治和牙周刮治的区别

龈上洁治适用于大多数需要口腔清洁的人，特别是那些有轻微牙石和菌斑积累的患者。龈上洁治是日常口腔保健的一部分。简单来说：龈上洁治是治疗龈炎的方法，也是牙周炎治疗的第一步。牙周刮治适用于牙龈下方有龈下牙石和菌斑积累的牙周炎患者；牙周刮治能够去除感染组织，促进牙周组织的恢复和愈合。

（李　昂）

关键词

刮治　复查　维护口腔卫生

18. 牙周刮治完成后还需要复查吗

牙周刮治完成后需要复查。牙周炎是不可逆性疾病，但通过积极有效的治疗和良好的口腔卫生习惯，大多数牙周问题都可以得到控制和改善。

牙周刮治完成后，每天仍会有新的牙石和菌斑不断生成，当致病菌累积到一定程度时就又会引发牙周炎症，因此复查是非常必要的。复查时医生会再次检查患者的牙周袋深度、牙龈状态、牙周组织健康情况等关键指标，判断治疗是否有效，以及是否需要进一步的治疗措施，并提供个性化的口腔卫生指导。

专家说

复查时，如果发现问题，应该如何处理呢

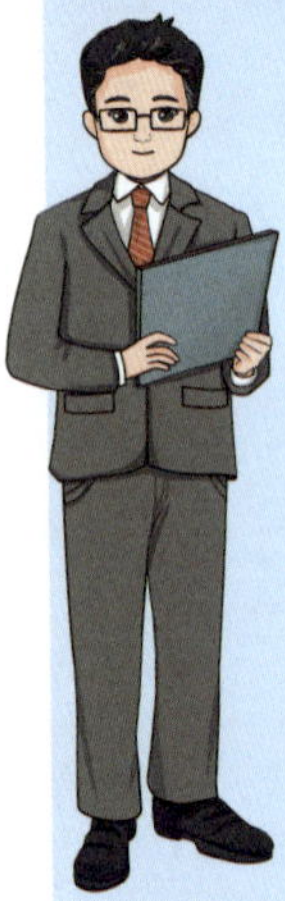

以下是一些常见问题的处理方法。

（1）感染或炎症消退，牙周袋变浅，牙龈红肿、出血等症状消失，只需要在牙周袋内冲洗上药。

（2）牙龈红肿、出血等症状减轻，牙齿表面或者龈下还有牙石和菌斑残留，那么还须再次洁治或者刮治。

（3）如果有些牙齿的牙龈仍然红肿，并且检查时牙龈出血，龈下刮治后未能达到预期效果，那么需要考虑行牙龈翻瓣术。

总之，牙周刮治后的复查是确保治疗效果和长期口腔健康的重要环节。患者应按照医生的建议进行复查，确保顺利复查和准确评估治疗效果。

健康云课堂

牙周刮治后的注意事项

（李　昂）

19. 为什么牙周刮治后有个别牙还需要做手术

关键词
重度牙周炎　牙周手术　清创　组织增量

根据不同的治疗目的，牙周手术主要分为清创性牙周手术和牙周组织增量手术。

对于深牙周袋、形成的骨缺损形态比较复杂或存在根分叉区的牙，常规的牙周刮治受限于术区视野不足、器械难以到达牙周袋底，往往不能完全清除感染。此时需要翻开牙龈、暴露根面，在直视下刮净牙龈下的菌斑、牙石、病变牙骨质和肉芽组织；必要时修整牙槽骨、釉突等形态，此为清创性牙周手术。

对于有根分叉病变、骨下袋缺损、附着龈宽度不足、牙龈退缩、牙根暴露等问题的牙，在感染得到有效控制后，要考虑美观与功能的修复。此时，应视情况决定是否进行引导性组织再生术和植骨术等再生性手术，实现牙槽骨和牙龈的恢复，此为牙周组织增量手术。

专家说

牙周手术术前需要做什么准备

（1）患者已经进行了完善的牙周基础治疗（龈上洁治术、龈下刮治术、根面平整）。

（2）患者已经能够进行良好的菌斑控制。

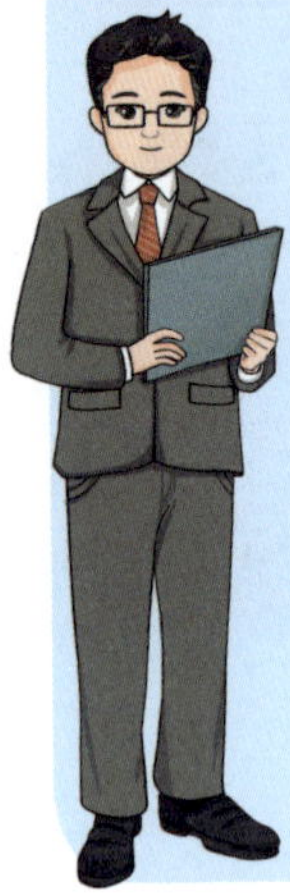

这两点都是牙周手术必要的术前基础，也是保证术后疗效的重要前提；因此，患者需要掌握正确的刷牙方法，正确使用牙线和牙间隙刷，保持口腔卫生。

牙周手术术后是否还需要复诊

牙周手术术后仍需定期复诊，视具体情况可在术后 3 个月、6 个月、9 个月及 12 个月复诊，评估疗效。

（李　昂）

关键词：松动牙　固定　拔牙

20. 松动牙可以固定吗

松动牙是可以固定的，但需要在完善的牙周基础治疗后完成。在日常生活中，当人们发现牙齿松动时，往往会感到焦虑不安，误认为必须拔除。实际上，并非所有松动的牙齿都要拔除。

当牙齿周围的牙槽骨吸收过多，牙根暴露严重，无法保留时，拔牙可能是必要之举。这种情况下，拔牙可以有效防止感染扩散，同时为后续修复奠定更好的基础。

一些松动度较大但具有改善潜力的牙，只要及时接受治疗，是可以固定的。松动牙固定是通过牙周夹板将松动牙连接，并固定在健康稳定的邻牙上的技术。松动牙固定需要同时配合调整口内不良咬合关系，达到分散咬合力，减轻松动牙负担的目的。需要注意的是，即使成功固定松动牙，也要重视后续的定期检查和维护，以防松动复发。

专家说

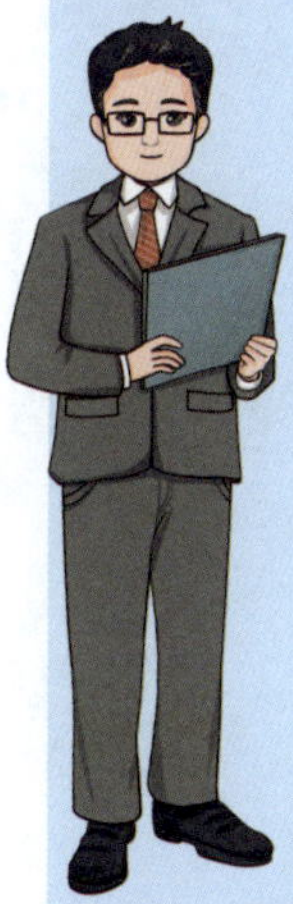

牙周夹板分为暂时性夹板和永久性夹板两种。

（1）暂时性夹板

1）不锈钢丝结扎牙周夹板：用不锈钢丝将牙齿结扎。在不锈钢丝表面覆盖一层树脂，此法仅适用于前牙，尤其是下颌前牙。

2）光敏树脂粘接牙周夹板：适用于外伤性松动牙或牙周治疗前的临时性固定。

3）纤维牙周夹板：由超薄玻璃纤维组成，外形美观，适用于下颌前牙的固定，缺点是可能产生继发龋。

（2）永久性夹板：是通过固定或可摘修复体制成的夹板，特点是耐用，能长期保持，适用于口内多数牙均有松动的情况。

（李　昂）

三

口腔黏膜病

21. 发热后嘴里起疱、溃疡，怎么办

关键词：发热　疱疹　口腔溃疡

有人发热后嘴里会出现起疱、溃疡的症状。这究竟是什么原因呢？

专家说

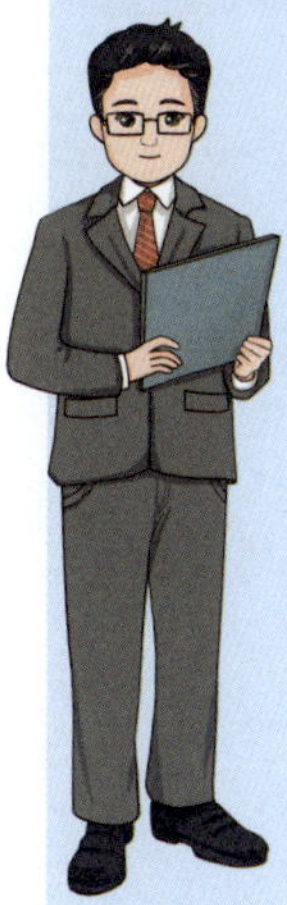

首先，考虑为单纯疱疹病毒1型（herpes simplex virus type 1，HSV-1）感染或者手足口病。如果先出现发热、头痛等症状，随后嘴里出现成簇的绣花针尖大小的水疱，不久后水疱破溃，形成溃疡，嘴边的皮肤在疱破溃后形成结痂，那很有可能是感染了HSV-1；而如果患者还在手掌、手指、脚底、脚趾背面等处也出现了半透明小水疱，那很有可能是手足口病。这两种疾病都是通过接触或飞沫传播，传染性较强。因此，在发现自己或周围人感染后，应做好防护措施，戴好口罩，勤洗手，消毒使用的洗漱用品及贴身物品，并及时前往医院传染病科就诊。

此外，成年人还可能出现单纯疱疹病毒2型（herpes simplex virus type 2，HSV-2）感染、带状疱疹、疱疹样型复发性阿弗他溃疡（recurrent aphthous ulcer，RAU）或疱疹性咽峡炎。通常HSV-2感染后生殖器周围出现水疱、糜烂或溃疡；带状疱疹的水疱通常只分布在单侧且伴有剧烈的疼痛；疱疹样型复发性阿弗他溃疡发生的小溃疡散在分布，

且无皮肤损害；而疱疹性咽峡炎引起的疱疹及溃疡通常只出现在口腔后部接近咽喉处。

无论何种疾病，发现以上症状后都应该及时前往医院皮肤科或传染病科就诊，医生会根据具体情况进行抗病毒药物治疗、镇痛药物治疗或隔离治疗等处理措施。

健康术语

单纯疱疹病毒（herpes simplex virus，HSV）

是一种常见的病原体，分为HSV-1和HSV-2两种类型。HSV-1通常引起口唇疱疹和某些类型的角膜炎，而HSV-2主要引起生殖器疱疹。这一类病毒主要通过直接接触传播。

（程 斌 刘欧胜）

22. 口腔和皮肤上总容易起疱、溃烂是怎么回事

“嘴里起疱”是一种很常见的现象，但反复出现大面积的溃烂给患者带来难以忍耐的痛苦；其中大疱性疾病是重要因素之一。因此，了解其相关知识对于早期就诊和正确治疗至关重要。

专家说

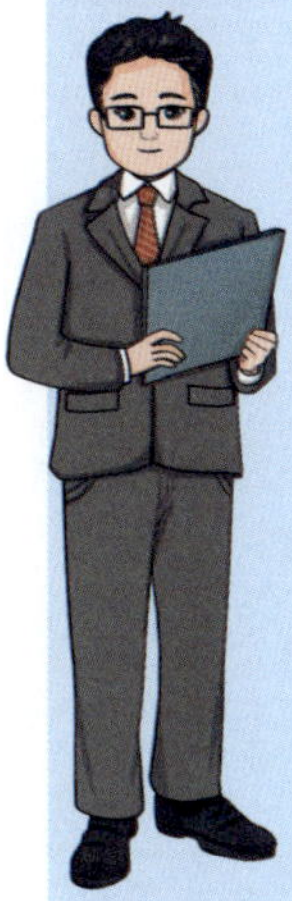

大疱性疾病是一组以皮肤黏膜出现大水疱为基本特征的自身免疫系统异常的疾病。当机体的免疫系统错误地攻击自身的皮肤和黏膜组织时，就会导致水疱的形成。

口腔是大疱性疾病常见的受累部位之一。患者可能会出现口腔黏膜的水疱，这些水疱容易破裂形成溃疡，导致疼痛。严重时，溃疡可广泛分布，影响进食和说话。此外，大疱性疾病还可能出现在牙龈、舌头等部位，引起牙龈红肿、出血，舌头疼痛、活动受限等症状。

皮肤也是大疱性疾病的受累部位之一。患者的皮肤上会出现大小不一的水疱，同样，水疱容易破裂，并在破裂后露出糜烂面。由于皮肤暴露在外，容易受到外界病原体的侵袭，所以常常出现继发感染。

即使确诊了大疱性疾病，我们也不要慌张。目前，大疱性疾病的治疗方式有很多，主要包括药物治疗和支持治疗。常用的药物有糖皮质激素、免疫抑制剂、生物制剂等。支持治疗则包括保持皮肤和口腔清洁、避免感染、加强营养补充等。

对于大疱性疾病患者来说，日常护理也非常重要。在生活中，要注意口腔卫生，勤漱口，避免食用辛辣或刺激性食物；同时，注意保持皮肤清洁干燥，避免搔抓和摩擦水疱，以免引起破溃和感染。同时，患者还应保持良好的心态，积极配合医生治疗。

（程　斌　刘欧胜）

23. 嘴唇肿胀、发痒是过敏了吗

关键词

嘴唇肿胀 瘙痒 过敏 唇炎

饱满红润的嘴唇是健康的象征。然而，有时嘴唇却会变得肿胀发痒，为日常生活带来诸多困扰。实际上，这种症状大多是过敏或唇炎“惹的祸”。

专家说

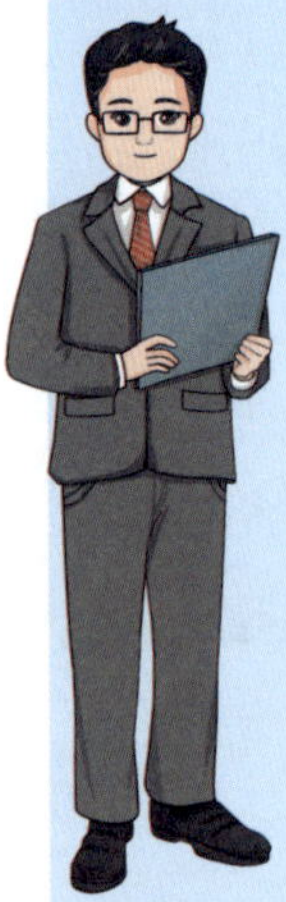

揭开嘴唇肿胀、发痒的“罪魁祸首”

过敏是嘴唇肿胀、发痒的“罪魁祸首”之一。当嘴唇接触到过敏原时，身体产生过强的免疫反应，对唇部也造成了损伤，也就是常说的“过敏了”。常见的过敏原包括花粉、尘螨、部分药物（如青霉素）等，每个人的过敏原不尽相同，与自身体质有关。过敏引起的嘴唇肿胀往往来得快去得快，且在下次接触到过敏原时会再次发作。

除此之外，唇炎也会导致上述症状。唇炎是发生于唇部的炎症性疾病的总称，是一种常见的唇部疾病。唇部的皮肤菲薄，抵御外界刺激的能力较弱，在受到较强或持续性刺激时容易产生病损。天气干燥、寒冷、强烈日光照射、烟酒和过烫食物的刺激，舔、咬嘴唇的不良习惯等因素都会导致唇炎的发生。

（程　斌　刘欧胜）

24. 口腔溃疡为何反复发作

关键词
口腔溃疡　免疫

复发性阿弗他溃疡（又称复发性口腔溃疡）是一种常见的口腔疾病，患者常常苦不堪言。究竟是什么原因导致口腔溃疡反复发作呢？

专家说

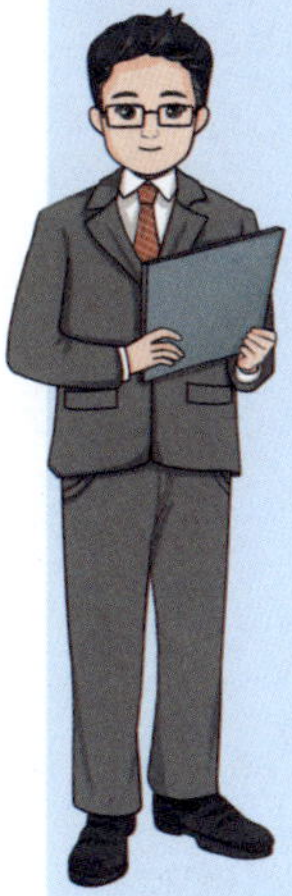

复发性口腔溃疡一般表现为圆形溃疡，表面有黄色的假膜，溃疡边缘有一圈红色的充血带，常常伴有明显的灼痛，影响进食、言语，甚至整个人的精神状态。

复发性口腔溃疡反复发作的原因较为复杂。遗传背景是口腔溃疡发生的因素之一。免疫系统异常也是一个关键因素。当人体免疫系统出现紊乱时，机体抵抗力下降，口腔内的细菌、病毒等病原体就容易引发口腔溃疡，并且免疫系统不能有效防御，导致口腔溃疡反复出现。压力和情绪也是重要的影响因素。日常压力过大，长期处于精神紧张、焦虑、烦躁等负面情绪中，会导致内分泌失调，进而影响口腔黏膜的健康，促使口腔溃疡频繁发作。另外，饮食习惯不良也会诱发口腔溃疡反复发作。比如长期偏好辛辣、刺激性食物，容易对口腔黏膜造成损伤；同时，缺乏维生素 B_{12} 和铁、锌等微量元素，也会增加口腔溃疡复发的风险。

健康加油站

如何应对反复发作的口腔溃疡

（1）保持良好的口腔卫生：按时刷牙、定期口腔检查、定期“洗牙”。

（2）营养均衡，多吃新鲜水果蔬菜。

（3）少熬夜、保持充足的睡眠，作息规律，保持好心情。

（4）及时治疗龋病、拔除口内残根、修复缺失牙，改掉咬唇、咬颊等不良习惯。

健康云课堂

口腔溃疡为何反复发作

（程　斌　刘欧胜）

25. 反复发作的口腔溃疡会变成癌吗

关键词：复发性口腔溃疡　癌性溃疡

口腔溃疡是很多人都经历过的口腔小毛病。有些人口腔溃疡反复发作，心里难免会产生担忧：这种反复出现的口腔溃疡会不会发生癌变呢？

专家说

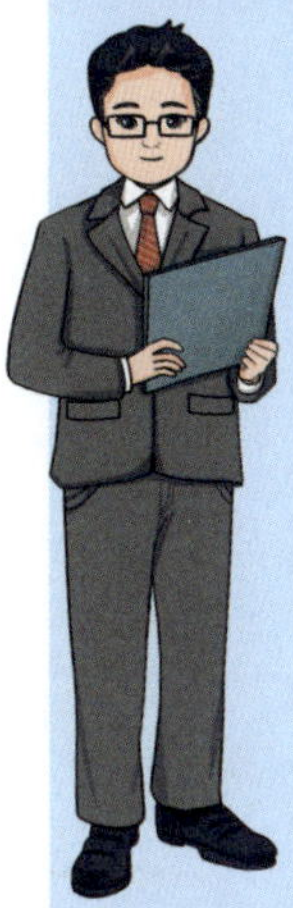

反复发作的口腔溃疡大多是复发性口腔溃疡，这类溃疡具有周期性、复发性和自限性的特点。一般在1~2 周内可自行愈合。复发性口腔溃疡通常不会发生癌变。

然而，如果单个口腔溃疡经久不愈（超过 2 周），也需要警惕癌变的可能。比如口腔内出现长期不愈合且面积逐渐扩大的溃疡，伴有硬结、肿块，或者出现颈部淋巴结肿大、口腔黏膜颜色改变等症状，就有可能是癌变的表现。创伤性溃疡也存在一定的癌变风险，如果某处口腔黏膜长期受到不良刺激，如残根、残冠、不良修复体等，导致溃疡反复发生在同一部位，也有可能发生癌变。

如果口腔溃疡反复发作，不必过度恐慌，但也不能掉以轻心。我们应该注意观察溃疡的形态、大小、愈合时间等情况。若单个溃疡超过 2 周不愈合，症状越来越严重，或者出现上述可疑癌变症状，应及时就医。医生一般会进行详细的口腔检查，包括口腔黏膜的触诊，必要时还会进行活体组织检查来明确诊断。

（程　斌　刘欧胜）

关键词

干裂脱皮　疾病　生活习惯

26. 嘴唇为什么总是干裂脱皮

嘴唇干裂脱皮，尤其在秋冬季，这种情况更为常见，既影响美观，又导致患者不适。那么，是什么原因导致嘴唇总是干裂脱皮呢？

专家说

造成嘴唇干裂脱皮的疾病因素包含唇炎、口腔黏膜变态反应性疾病（如多形红斑）、口腔斑纹类疾病（如扁平苔藓）、全身性疾病（如糖尿病、川崎病）等；非疾病因素包括空气湿度小（尤其是秋冬季节）、环境中的风沙或粉尘、皮肤黏膜血液循环差、新鲜蔬菜水果摄入不足（B 族维生素摄入量不足）、营养不良等。严重者会有少量出血，伴有明显疼痛的感觉。

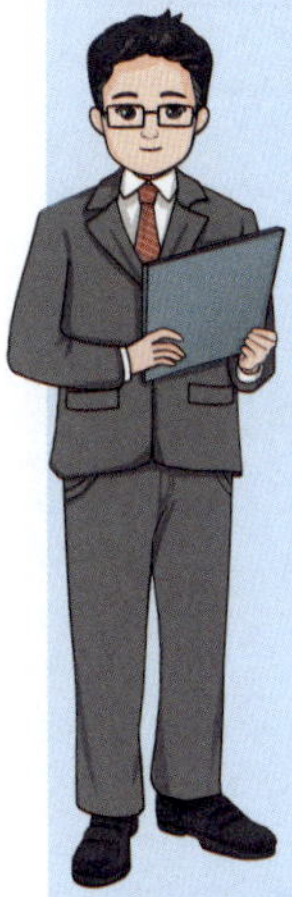

不良的生活习惯也是嘴唇干裂脱皮的重要原因。比如，口干舌燥时，频繁舔唇，虽能暂时缓解唇部的干燥感，但也会破坏嘴唇表面的油脂层，加速嘴唇水分的蒸发，进一步导致嘴唇干裂脱皮。脱皮时用手撕去也是一种不良习惯，这样做容易损伤唇部皮肤，引发炎症，使干裂脱皮的情况更加严重。

我们可以采取一些措施来改善。在干燥的季节，使用含有天然滋润成分（如凡士林、蜂蜜等）的润唇膏来保持唇部的水分。同时，纠正不良的生活习惯，克制舔唇和用手撕去死皮的冲动；如果唇部有死皮，可以在睡前用热毛巾轻轻敷在嘴唇上 3~5 分钟，待死皮软化后，用干净的棉签轻轻将死皮擦掉。在饮食方面，多摄入富含维生素的食物，如新鲜的蔬菜瓜果，饮食清淡，保证营养均衡。如果怀疑是疾病导致的嘴唇干裂脱皮，一定要及时就医，请专业医生进行诊断和治疗。

（程　斌　刘欧胜）

27. 为什么舌头上会有**裂纹**

关键词

沟纹舌　裂纹

照镜子时，发现舌头上出现了开裂，像树枝一样的沟纹或深或浅地密布在舌面上，但并没有什么不适感，这种情况，可能就是沟纹舌。

专家说

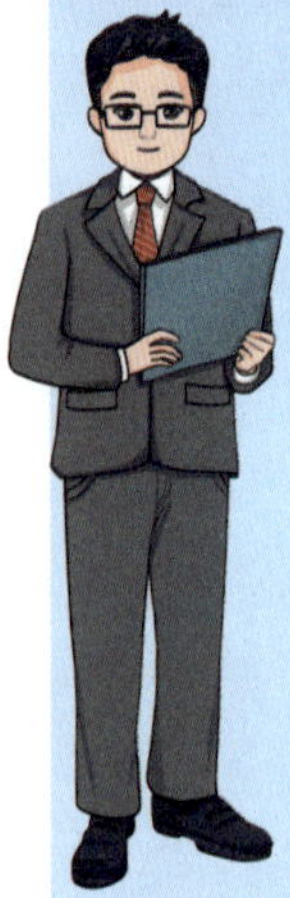

舌头表面出现裂纹状的沟纹，这种现象称为“沟纹舌”。典型特征是在舌背上存在一条或长或短的纵向深沟，同时伴随多条不规则的副沟。这些裂纹看似复杂，却是一种良性病变，不会对健康造成严重影响，也不会发展成其他疾病。

沟纹舌的发生机制尚不完全明确，通常认为是一种遗传性或先天性的生理特征，与个人的生活习惯、饮食方式及口腔卫生状况无直接关联。大多数情况下，沟纹舌患者不会感到任何明显的不适，通常也无须进行特殊的治疗。然而，少数人在进食辛辣、酸性或刺激性食物时，可能会出现轻微的敏感反应或不适感，可通过调整饮食结构改善。

健康加油站

如何护理沟纹舌

虽然沟纹舌并非疾病，但日常护理仍然重要。舌面上的深沟容易积聚食物残渣和细菌，清洁不当可能导致口腔异味，甚至轻微感染。因此，在刷牙时，建议使用软毛牙刷轻轻清洁舌面，尤其是裂纹部位，确保将沟纹中的杂质彻底清除。此外，保持健康的饮食习惯、戒除烟酒等刺激性行为，也是维护口腔健康的有效方式。

如果沟纹舌患者出现舌面疼痛、红肿或明显的感染症状，建议尽早就医，排除其他可能的病理因素。总之，通过良好的日常护理，患者可以有效预防沟纹舌带来的潜在问题，让口腔保持清新与健康。

（程　斌　刘欧胜）

关键词

地图舌　花纹

28. 为什么舌头上会有**地图样**花纹

大家或许早发现舌头上有花纹了，这些花纹有时小，有时大，有时候在左边，有时候又跑到右边，经常变换位置，但同样没有什么不适感。这到底是怎么回事呢？

专家说

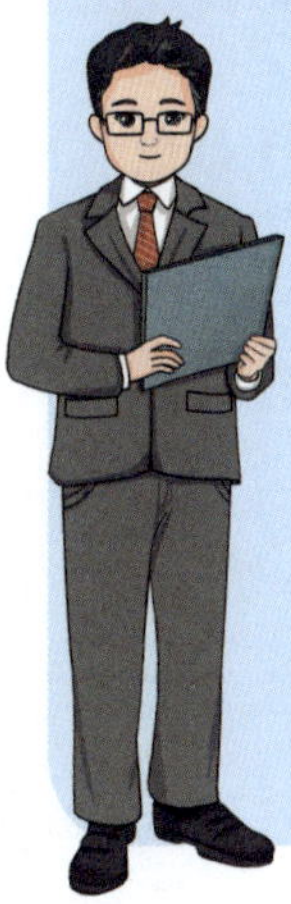

舌头表面出现地图样花纹，边缘形状不规则，且位置可能发生变化，这种现象称为“地图舌”。地图舌是一种浅表性、非感染性的舌部炎症，主要特征是舌头表面局部上皮脱落，形成光滑的红色斑片，斑片周围常伴有浅白色边界，看起来像一幅动态的地图。尽管这种情况可能看上去有些特殊，但属于良性病变，不会对身体健康造成严重影响。

地图舌通常预后良好，大多数患者不会感到明显的不适，因此通常不需要特殊治疗。即使在少数情况下，患者在进食辛辣、热烫或酸性食物时，感到轻微刺痛、灼热，也可以通过调整饮食或避免刺激性食物得到缓解。地图舌的具体病因目前尚不明确，但一些研究认为，可能与遗传因素、压力、免疫系统异常或维生素缺乏有关。任何年龄段的人都可能患地图舌，但这种现象并不传染，也不会发展为更严重的病变。

一个显著的特点是，地图舌的发病位置和形态并非固定不变，它可能会随着时间出现和消失，甚至随年龄增长而逐渐自愈。因此，患者和家属不必过度担心。对于偶尔由地图舌导致的不适，可以通过日常生活调整来缓解，如保持良好的口腔卫生，避免过度刺激舌面，并注意均衡饮食，摄入足够的维生素和微量元素。

尽管地图舌不需要治疗，但当患者感到舌头出现持续性疼痛、不适或其他异常症状时，建议及时就医进行检查，以排除其他潜在的疾病。总而言之，地图舌是一种无害的舌部现象，通过科学的认知和良好的生活习惯，可以轻松应对，维护口腔健康与舒适。

（程　斌　刘欧胜）

29. 为什么舌头总是**火辣辣**的

关键词：灼口综合征　火辣辣

突然感觉舌头不舒服，就像被开水烫过，火辣辣的。早上起床时感觉好些，但到了晚上症状就加重。看了医生，也吃了药，但症状未见好转。有些人因此开始担心，对着镜子检查舌头有没有长东西，甚至怀疑是否患上了口腔癌。

专家说

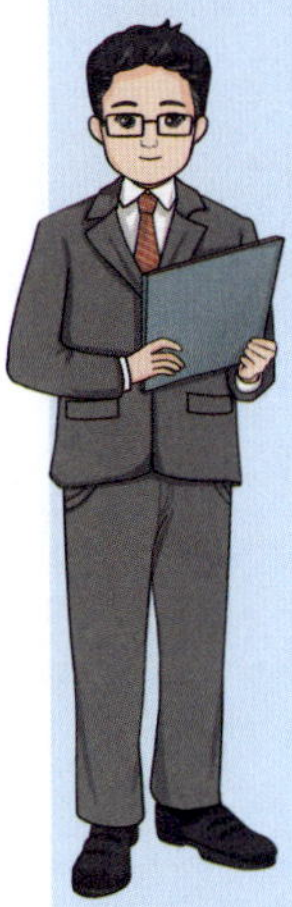

灼口综合征，又称舌痛症，是以舌部烧灼样疼痛为主要表现的一种综合征。它的独特之处在于，尽管患者感到明显的不适，却通常没有可见的舌部或口腔组织损害。这种综合征在更年期或绝经前后期的女性中较为常见，发病率相对较高。患者的疼痛症状通常有一定的特点，例如在工作、用餐等注意力分散的情况下，疼痛感会有所减轻；而在过度讲话、空闲或休息时，症状可能反而加重。

灼口综合征的病因尚未完全明确，但研究表明，精神因素可能在发病机制中占据重要地位。许多患者在病程中伴有精神紧张、焦虑不安，甚至轻度抑郁的表现。这种心理状态会加剧对疼痛的感知，从而形成一种恶性循环。因此，心理状态的调整在灼口综合征的治疗中尤为重要。

需要强调的是，尽管灼口综合征的症状可能给患者带来较大的心理压力，但它并不是一种恶性疾病，不会发展为癌症。因此，患者无须过度担忧，保持良好的心态非常关键。除及时就医接受专业评估和治疗外，如果感到心理负担较重，应尽早寻求心理咨询的帮助。在心理医生的指导下使用抗焦虑或抗抑郁药物，也能有效缓解患者的症状。

在生活中，患者可以尝试通过转移注意力的方法，如培养兴趣爱好、参加社交活动等，减轻对舌部疼痛的关注。同时，保持健康的饮食和作息习惯，增强全身免疫力，对于症状的改善也具有辅助作用。

（程 斌 刘欧胜）

关键词：口腔白斑病 白色斑块 粗糙

30. 口腔里的白色斑块是什么

在生活中，有些长期抽烟、喝酒、嚼槟榔的男性，照镜子时发现自己口腔黏膜出现了白色斑块样的改变，用手摸上去有点粗糙，而且擦不掉。如果出现这样的情况，我们就要警惕可能是口腔白斑病。

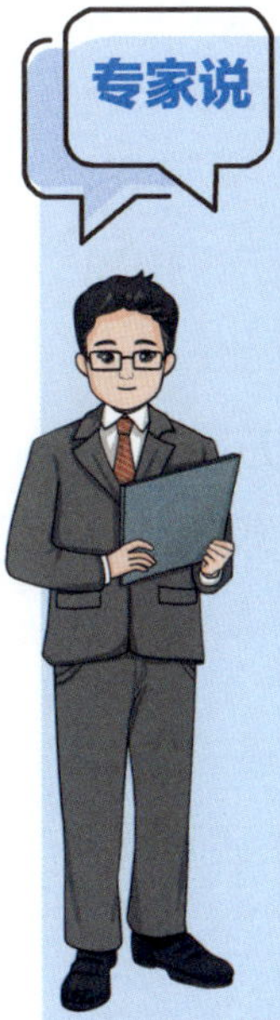

口腔白斑病是一种发生于口腔黏膜表面的白色病变，特点是病损无法擦除，并且不能通过临床检查或组织病理学诊断归为其他明确的疾病类型（图 2-9）。它被定义为一种癌前病变或潜在恶性疾患，具有一定的恶变可能性。需要注意的是，去除刺激因素后，单纯吸烟或局部摩擦导致的黏膜发白可以自行消退的情况，并不属于口腔白斑病的范畴。

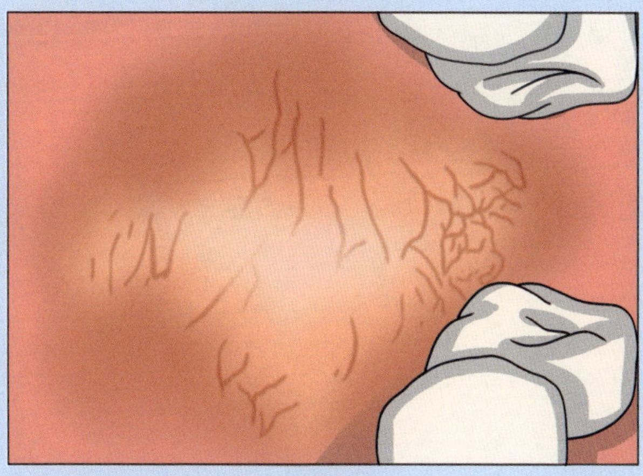

图 2-9　口腔白斑病

口腔白斑病的发病率与多种因素密切相关，其中吸烟是重要的危险因素，长期吸烟者更容易患上这种疾病；此外，咀嚼槟榔的习惯也显著增加了患病风险，槟榔中的致癌成分对口腔黏膜有直接损害作用；酒精也是独立的危险因素，长期饮酒会加剧口腔白斑病的发生率和恶变风险。因此，要降低口腔白斑病的发病率，戒烟、戒酒及避免咀嚼槟榔是至关重要的预防措施。

需要注意的是，部分口腔白斑病患者可能伴有真菌（如念珠菌）或病毒[如人乳头瘤病毒（human papilloma virus，HPV）]感染。这种情况下，单靠去除刺激因素可能不足以控制病情，需要及时前往医院进行专业检查。医生会根据具体情况进行病理学检查，以明确是否存在感染并制订相应的治疗方案。在治疗过程中，患者需要严格遵循医嘱，进行针对性的抗感染治疗或进一步的病变干预。

口腔白斑病虽然不是直接的恶性疾病，但由于其潜在的癌变风险，早发现、早诊断和早治疗非常重要。通过改善生活习惯，戒除烟草、酒精及槟榔等不良嗜好，同时保持良好的口腔卫生，可有效降低口腔白斑病的发病风险。如果发现口腔内有长期存在的白色病损，切勿掉以轻心，应尽快就医以确保健康。

（程　斌　刘欧胜）

四

口腔颌面外科门诊常见疾病

31. 智齿不疼，需要拔吗

关键词

智齿 疼痛

第三磨牙，即“智齿”，又称为“智慧牙”“尽头牙”“立事牙”。对于智齿是“留”还是“拔”，众说纷纭。有人认为智齿是一颗长得晚的牙；有人认为长智齿是“智慧到来”的象征，而且“身体发肤，受之父母”，所以不能拔；有人认为智齿“不按常理出牌”，惹出很多事端，应尽早拔除。

有的智齿在口内“相安无事”，有的智齿和邻牙之间会“塞食物”；有的智齿会伸长、吃饭时容易咬到脸颊；有的智齿会“变黑”，不一而足。实际上，智齿不疼不代表完全没有问题。因此，智齿的“拔”或“不拔”，还是应当由专业医生来评估和决定。

专家说

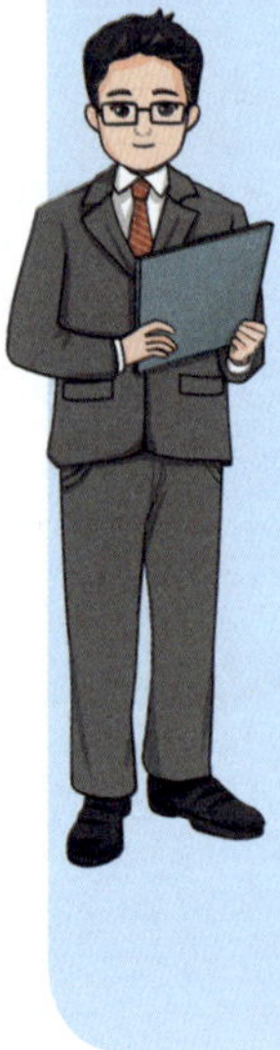

智齿是人体发生、发育和成熟时间最晚的器官，一般 18~20 岁才发育完成。由于进化的原因，人类的颌骨越来越小，颌骨容纳牙齿的空间也越来越小，而牙齿的数量并没有随着进化而减少，因此发育成熟最晚的智齿常常没有足够的位置正常萌出，只能部分萌出或完全不能萌出。当然，有些人的智齿也是能够正常萌出的。

正常萌出、没有疼痛或不适、能够行使良好功能的智齿，必须保留，并加强健康维护。

没有正常萌出，但没有引起临床症状、预计短期内对邻近组织不会构成严重风险的智齿，应加强观察和维护，可以暂时予以保留，一旦出现问题应及时处理。

很多不能正常萌出的智齿，可能会对邻近组织及牙齿造成伤害，导致周围牙龈红肿发炎、张口困难、颌面间隙感染、邻近牙齿的龋坏或松动、牙列不齐、颞下颌关节疾病、颌骨骨髓炎、颌骨囊肿，甚至肿瘤。这些引起临床症状的智齿，应当及时拔除。

需要指出的是，少数智齿即使完全埋藏于骨组织内，也可能对邻近组织造成慢性伤害，这种伤害往往在X线检查时才被发现，这类智齿也应拔除。

健康云课堂

智齿不疼，需要拔吗

（张 伟）

关键词

埋伏牙 手术助萌 正畸牵引

32. 埋伏牙应该如何处理

埋伏牙是指已经超过了萌出时间、仍位于颌骨内的牙齿。这些牙齿静悄悄地潜伏在颌骨里，对周围组织没有危害；但也有部分埋伏牙可能对邻近牙齿造成影响，甚至引发严重病症。患者往往因为口内缺少牙齿前往医院就诊，或者仅在口腔检查时偶然发现。

专家说

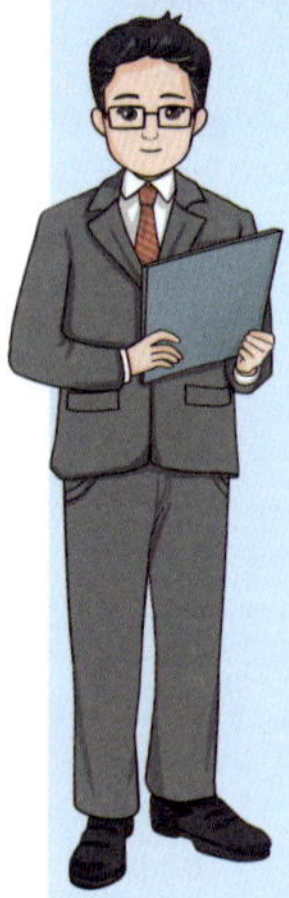

除智齿外，埋伏牙最常见于恒牙的上颌尖牙、上下颌第二前磨牙、上颌中切牙区域。此外，有些多生牙常常埋伏于颌骨内。

埋伏牙的病因复杂，可能与乳牙滞留、多生牙、外伤、感染及局部解剖生理异常有关；也可能是恒牙胚发育畸形、恒牙胚位置异常、恒牙胚萌出道异常所致；也可能与内分泌失调、纤维性疾病、放射性损害、梅毒及遗传等全身性因素相关。埋伏牙应该如何处理，要根据专业医生的检查，结合 X 线片来综合评估，可有以下几种治疗方案。

（1）临床观察： 没有症状的埋伏牙，如果对周围邻近软硬组织没有损伤，对咬合关系、咀嚼功能及美观没有影响，可以不做处理，定期拍片复查。

（2）手术助萌及正畸牵引： 发育良好、有足够间隙、有望恢复咬合功能的埋伏牙，可以通过外科手术帮助萌出，必要时采用正畸牵引的方法使埋伏牙回到牙列的正常位置。但中青年人的埋伏牙正畸牵引的难度较大，所需时长较未成年人长，需要更多的耐心和精力。

（3）拔除： 无法通过以上几种方案保留、对邻近牙齿有损伤、伴有囊肿或肿瘤等情况的埋伏牙，应及时拔除。

具体到个人，应该由医生从专业的角度出发，结合个体的年龄、职业、经济状态、心理预期等因素，综合考虑后制订个性化的最佳方案。

（张 伟）

关键词 牙疼 消炎

33. 牙疼的时候能拔牙吗

俗话说：“牙疼不是病，疼起来真要命！”

有过牙疼经历的朋友或许对此深有感触，牙疼的时候恨不得把牙齿立即拔掉，一了百了，但是牙疼的时候往往不是拔牙的好时机。

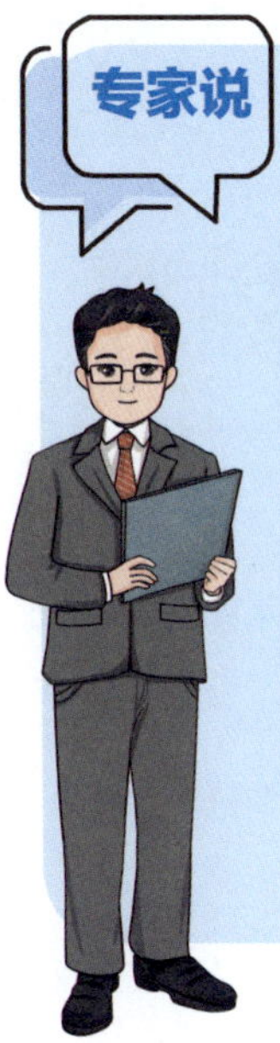

牙疼有很多种原因，大致可以分为牙齿本身病变引起的疼痛、牙齿根尖周病变引起的疼痛、牙周组织病变引起的疼痛，以及其他原因引起的疼痛。

不管是哪种原因引起的疼痛，首先应该积极治疗，尽量保存牙齿，维持其咀嚼功能；只有在牙齿损坏程度十分严重、无法保留或保留患牙可能存在较大风险时，才考虑拔除患牙。

大多数牙齿的疼痛属于炎症性疼痛，少数属于肿瘤性疼痛或神经性疼痛。

炎症性疼痛分慢性炎症性疼痛和急性炎症性疼痛。慢性炎症性疼痛时，可以拔除不能保留的患牙；急性炎症性疼痛时，拔牙须多方考虑。

在急性炎症期，由于局部组织受到炎症刺激，变得对疼痛较为敏感；急性炎症区域组织呈弱酸性，将降低局部麻醉（简称“局麻”）药的麻醉效果；局部积聚的脓液或渗出液会稀释麻醉药，急性炎症期局麻效果较差，拔牙时的痛感明显。同时，急性炎症导致局部组织血管扩张，组织脆弱，术后容易出血。少数情况下，急性炎症期拔牙还可能导致炎症扩散，引起严重的不良后果。所以，医生一般不主张在急性炎症期拔牙，建议先进行局部处理，并配合应用适当的抗炎药，待急性炎症消退后，再拔除患牙。然而，医生对患者病情综合评估后，如果认为拔除患牙能够帮助炎症区域建立引流通道，有利于炎症的缓解，也是可以在急性期拔除患牙的。

对于肿瘤性疼痛的患牙，一般应与肿瘤的手术或治疗同步进行。

对于神经性疼痛区域的牙齿，拔牙不能缓解疼痛，因此不能拔除相关的牙齿。

（张　伟）

34. 月经期能拔牙吗

月经是女性正常的生理现象，是指伴随卵巢周期性变化而出现的子宫内膜周期性脱落及出血，这种规律的周期性变化象征着女性生育功能的成熟，也会周期性地影响到女性的出血和凝血功能。

关键词

月经期 出血

专家说

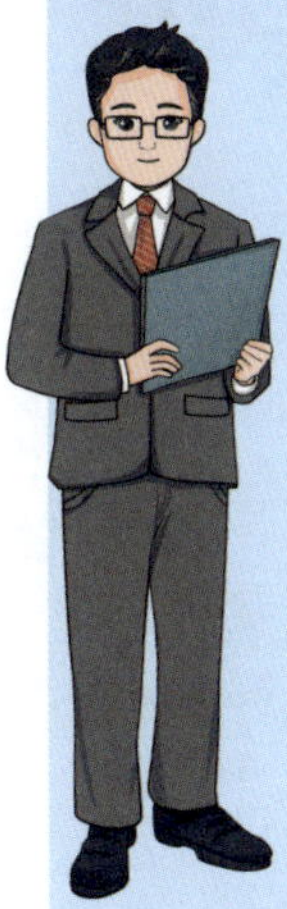

首先，在月经期，女性血液中的血小板数目会出现波动，在经期第一天会降低，直到第三、第四天才能逐步至正常水平，血小板的减少会减缓血液的凝固速率，不容易止血；同时，在月经期间，雌激素、孕激素水平的变化会影响纤溶系统功能，导致促纤溶系统激活物质增多，出血倾向增强。虽然研究表明，以上变化基本上在正常范围之内，但在月经期拔牙，仍有拔牙创口出血增多的可能。

其次，在月经期间，由于盆腔充血及前列腺素的作用，部分女性会出现下腹及腰部的下坠感、腹部的收缩痛感，部分人可出现腹泻等胃肠功能紊乱症状，少数甚至还会出现头痛、头昏等症状。在身体不适、抵抗力降低的情况下拔牙，可能会增加患者的疼痛和不适，还有可能发生拔牙创口感染。

因此，在非必要时，不建议在月经期拔牙，尤其比较复杂的阻生牙拔除术。如果必须拔牙，最好避开月经期前三天，术后可适当应用抗生素防止感染。

另外，因为避孕药主要成分是雌二醇（一种雌激素）和孕激素，所以女性在服用避孕药期间的凝血情况和月经期间相似。

（张　伟）

关键词

备孕　拍片　药物　辐射

35. 备孕期能拔牙吗？拍X线片会影响备孕吗

口腔健康也是孕前准备的重要组成部分。在口腔孕前检查时，对于口内无法保留的牙齿或阻生智齿，医生往往建议拔除，一些未来的爸爸妈妈不禁想问：拔牙的时候需要注射局麻药，拔牙后要用消炎药、止痛药等，有些牙齿拔除前还必须拍摄X线片，这些药物和射线会不会影响卵子和精子的健康状况？会不会导致胎儿畸形？

专家说

孕前检查，如果发现口内有无法保留的牙齿或阻生智齿，医生一般会建议孕前拔除。因为妊娠后身体会发生一系列改变，口内不能保留的牙齿或阻生智齿容易发炎或疼痛，产生不良心理和生理的刺激，严重时也需要用药或其他口腔相关治疗，这些都有可能影响胎儿及母体健康。因此，备孕期应该拔除这些具有

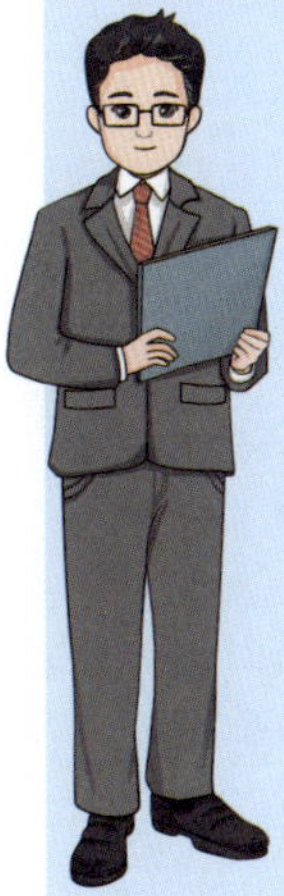

隐患的牙齿。

拔牙术中及术后可能用到的药物，包括局麻药物、抗菌药物、止痛药物等，这些药物在体内经过 5 个半衰期后可以基本消除。局麻药物和止疼药物的半衰期均不超过 2 小时，而且局麻药只在拔牙时用一次，术后止痛药一般也不需要反复使用；即便是半衰期相对较长的抗菌药物，以其中半衰期最长（14 小时）的奥硝唑为例，3 天后也可从体内基本消除，所以不影响备孕。

拔牙前常用的影像学检查，包括根尖片、全口牙位曲面体层片和锥形束计算机体层成像（cone beam computed tomograph，CBCT），都是非常安全的。一张根尖片一般能拍摄 2~3 颗牙，单次辐射剂量仅为 0.006mSv，相当于 1 天日常活动受到的紫外线的辐射剂量；而拍摄可以看到全口多颗牙的二维影像——全口牙位曲面体层片，一次受到的辐射剂量大约为 0.01mSv，相当于乘坐约 5 小时飞机；拍摄能看到全口牙、牙槽骨的三维影像——CBCT，所受到的辐射剂量约为 0.12mSv，相当于 12 天日常活动受到的紫外线的辐射剂量。因此，日常拍摄根尖片、全口牙位曲面体层片，甚至口腔 CBCT 所产生的辐射微乎其微，不会对身体造成影响。而且，口腔的 X 线检查是针对患者的口腔颌面部进行照射，不会照射腹部或者盆腔。

健康术语

半衰期

药物进入人体后，经过身体的吸收，药物可能会进入血液内。药物半衰期就是体内的药物含量或者血液中的药物浓度从峰值降低到一半时所花费的时间。

（张 伟）

36. 妊娠期智齿发炎，能拔牙吗？麻药会影响胎儿吗

妊娠即怀孕，是胚胎和胎儿在母体内生长发育的过程。成熟卵子受精是妊娠的开始，胎儿及其附属物自母体排出是妊娠的终止。

专家说

孕妇的口腔环境受全身激素水平影响会发生变化，以前从未出问题的智齿可能会发炎和疼痛。

如果妊娠期智齿发炎和疼痛不是特别严重，一般

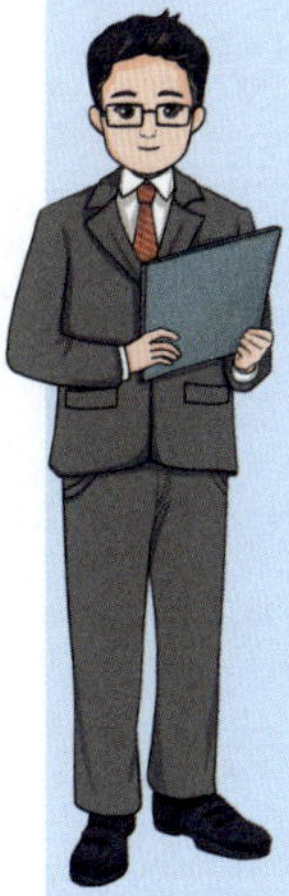

可以进行智齿周围的冲洗、局部用药等保守治疗。如果保守治疗无效、影响孕妇身体健康，可以选择合适的时间，在充分进行术前评估后予以拔除。

有些孕妇担心拔牙前拍摄 X 线片的辐射可能影响胎儿的发育，但目前口腔常用的影像学检查方法，包括根尖片、全口曲面体层片和 CBCT，辐射剂量都较低，在拍片时孕妇还可以穿戴防辐射衣，因此对胎儿来说风险较低。当然，如果非十分必要，应首选辐射剂量最低的根尖片检查。

目前拔牙使用的局麻药都是非常安全的，临床没有局麻药影响胎儿发育或致畸的报道。拔牙所用麻药量有限，局麻时麻药很少吸收入血，即使少量进入血液也难通过胎盘屏障影响胎儿。利多卡因是临床应用广泛的局麻药，已有 80 多年的临床应用史，是相对安全可靠的局麻药。

健康加油站

对于必须拔除的患牙，孕妇该怎么做

（1）拔牙时机的选择：一般不建议在妊娠期的前 3 个月和后 3 个月拔牙。前 3 个月拔牙，可能因过度紧张、术后疼痛等影响而发生流产；后 3 个月拔牙，也可能因过度紧张、术后疼痛等影响而早产；妊娠期的 4~6 个月，相对比较安全。

(2) 拔牙前的准备： 如实告知医生自己的身体状况，特别是既往所患疾病、既往妊娠史（包括流产、早产史）、过敏史、妊娠期不良反应等，配合医生进行血压、血糖等检测，必要时拍摄X线片。对于高风险者，口腔科医生也会提前请产科医生协助处理。

(3) 拔牙中的注意事项： 孕妇在拔牙过程中应保持心情放松，配合医生的操作，避免紧张和恐惧心情对胎儿产生不良影响。术中出现腹痛或其他症状，立即告知医生，以便及时进行相应的治疗或处理。

(4) 拔牙后的护理： 孕妇拔牙后应当留院观察40~60分钟，无不适症状者可在家属陪同下离开。术后可进行局部冰敷帮助消肿，遵照医嘱服用抗生素或止痛药。术后要得到良好的休息和健康的饮食，以促进伤口的愈合。

（赵吉宏）

37. 哺乳期能拔牙吗？打麻药多久后能哺乳

婴儿的营养来源主要是母乳，由于婴儿的器官功能尚在发育，对药物的毒副作用更为敏感，所以很多哺乳期的患者担心打麻药或口服抗菌药物、止痛药后，药物会通过乳汁传递给婴儿，影响宝宝的健康。其实，拔牙注射的麻药对哺乳影响甚微。

专家说

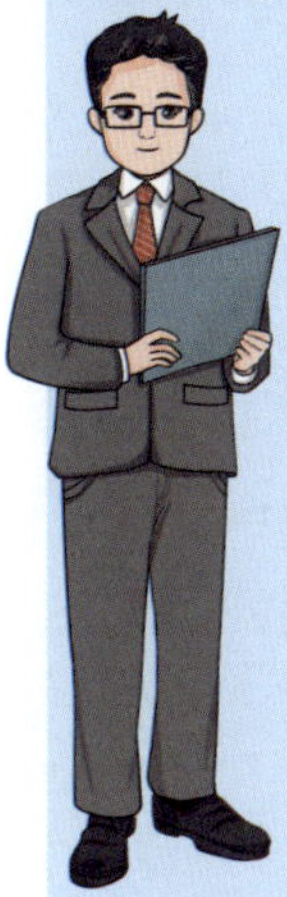

一般拔牙进行的是局部浸润麻醉或神经阻滞麻醉，局麻药用量不多，很少被吸收进入全身循环；目前口腔临床常用的局麻药半衰期都很短，2~3 小时就可以代谢完毕。因此，拔牙时打麻药对哺乳几乎没有影响，也可在打麻药 2 小时后哺乳。

哺乳期患者拔牙前，需要告知医生自己的身体状况，请专业医生制订治疗方案。如果处于哺乳期的患者有多颗必须拔除的患牙，建议根据患牙的轻重缓急，分次拔除，每次拔除 1~2 颗患牙。这样既可以解决病痛的问题，又可以减少局麻药的用量，还可以减轻创伤，不用或少用消炎药，更有利于术后恢复和母乳喂养。

如果拔牙前后需要使用代谢时间相对较长的消炎药或止痛药，建议在医生的指导下合理用药。术前用药时间可以选择在刚刚哺乳完成后，给予药物充足的时间进行循环代谢，并尽可能推迟下次哺乳时间，至少要隔 4 小时，以便更多的药物排出母体外，乳汁中的药物浓度达到最低。一般来说，青霉素类抗生素（如阿莫西林）、头孢类抗生素（如头孢呋辛钠）、非甾体抗炎药（如对乙酰氨基酚）对哺乳期患者相对更安全。

患者在拔牙术前也可以用吸奶器保存部分母乳储存备用。

（赵吉宏）

38. 糖尿病患者能拔牙吗

关键词

糖尿病 伤口感染

糖尿病是一种胰岛素绝对或相对分泌不足、利用障碍引发的，以高血糖为标志的内分泌代谢疾病。糖尿病患者拔牙有哪些风险？糖尿病患者在什么情况下可以拔牙呢？

专家说

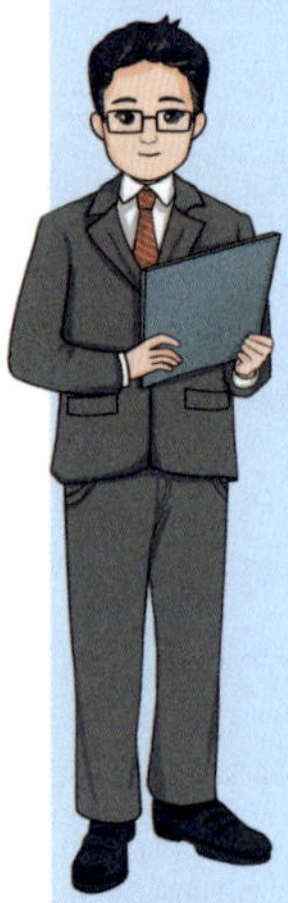

糖尿病患者代谢紊乱，尤其是高血糖有利于某些细菌的生长繁殖，所以糖尿病患者拔牙后伤口容易感染。糖尿病患者的蛋白合成障碍也会导致拔牙创口愈合的延迟。而拔牙手术的创伤及口腔细菌的感染，又进一步扰乱人体内的稳态平衡，可使血糖进一步升高。所以，糖尿病患者在控制血糖后拔牙较为安全。

糖尿病患者拔牙前，应当遵循原有的、有效的糖尿病治疗方案，不要自行停药或增大使用剂量。血糖控制效果不佳的患者，应及时在内分泌专业医生指导下调整治疗方案。此外，还应注意饮食调节、运动锻炼。一般情况下，空腹血糖控制在 8.88mmol/L 以内的，方可拔牙。

由于糖尿病患者常常伴有一些系统性疾病，比如呼吸系统疾病、心血管系统疾病等，因此拔牙前除关注血糖外，患者应该将自己的身体状况如实告诉医生，比如最近的体检报告、疾病诊疗情况、用药情况等；医生也会根据具体情况进行一些必要的辅助检查，如心电图、血常规、凝血功能检查等。只有在血糖和各项检查指标符合要求时，才能拔牙。

糖尿病患者拔牙前需要保持口腔清洁，必要时要进行“洗牙”等牙周基础治疗，或者根据医生的建议服用适量抗菌药物以预防感染。对于接受胰岛素治疗的患者，最好在早餐后 1~2 小时进行拔牙，并有家属陪伴。

术后按照常规时间和剂量应用降糖药物，不随意改变已形成的日常饮食结构和进食时间，按时按需进食。饮食宜温软，不宜过热。

对于没有控制血糖的严重糖尿病患者，或者伴有严重全身并发症的患者，应当暂缓拔牙，并通过保守方式进行治疗，如局部冲洗上药、使用漱口水、抗菌药物、止痛药等。待血糖得到控制、全身情况好转后再拔牙。

（赵吉宏）

39. 高血压患者能拔牙吗

关键词

高血压 出血

高血压是一种以体循环动脉压升高为主要特征的疾病，是最常见的慢性病之一，也是心脑血管病最主要的危险因素。

专家说

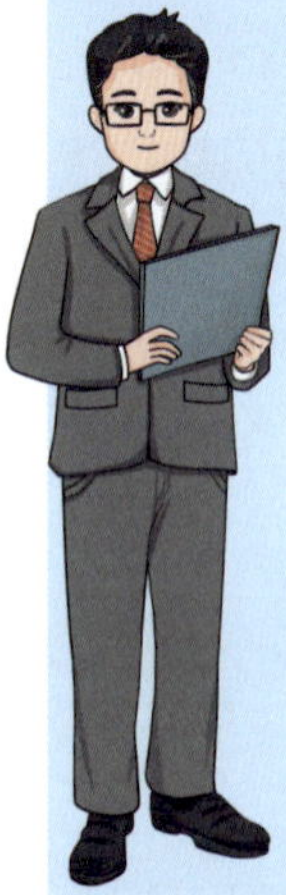

高血压患者拔牙较健康患者的风险更高，患者可能因为紧张、恐惧、疼痛、术中的正常应激反应、局麻药中肾上腺素的作用等，血压进一步升高，诱发心慌、胸闷、头晕等症状，甚至更严重的心脑血管疾病，危及生命安全。此外，高血压患者拔牙创口更容易出血。

对于单纯性高血压患者，在血压控制良好，没有心、脑、肾等并发症的情况下可以考虑拔牙，一般术前血压应控制在 160/90mmHg 以下，若患者术前血压有波动，或者有头晕、头痛等自觉不适症状，即使当天测量血压正常，也应暂缓拔牙。

对于既往没有高血压病史，但测量时血压较高或出现大幅度波动的患者，拔牙时也应谨慎，可能的原因包括患者对自己的高血压症状不知情或未行治疗；不良的生活习惯，包括熬夜、酗酒、吸烟等；情绪波动，如白大褂高血压等。

符合拔牙指标的高血压患者，在术前应当正常服用降压药。有心脑血管疾病的患者，需要在心电监护下拔牙。对于准备拔除多颗牙的患者，一次不宜拔除过多牙齿，应该根据患牙的轻重缓急分次拔除，每次拔除相邻的 1~2 颗为宜，每次拔牙时间最好间隔 1~2 周。拔牙创口应做好止血工作，一般情况下可以放置胶原蛋白海绵、吸收性明胶海绵等止血材料，严重情况须缝合拔牙创口以减少术后出血。患者术中若出现任何不适症状，要及时告知医生暂停拔牙手术，或者做相应的处理，待症状缓解后再继续拔牙。术后，患者不要立即离开医院，应在家属陪伴下留院观察 30~60 分钟，在无不适症状后离开，并继续控制血压，以防拔牙后出血。

健康术语

白大褂高血压

也称单纯诊所高血压，是指患者在诊室测得的血压平均值大于正常值，而在诊室外测量（包括家庭血压测量及动态血压监测）血压正常的现象，是高血压的一种特殊类型。白大褂高血压大多是紧张、恐惧等情绪改变导致。

（赵吉宏）

关键词

双膦酸盐　药物相关性颌骨坏死

40. 用过**双膦酸盐类药物**的患者能**拔牙**吗

双膦酸盐类药物是一类新型骨吸收抑制剂，包括阿仑膦酸钠、唑来膦酸、帕米膦酸钠等，可用于治疗骨质疏松症，也可与标准抗肿瘤药物联合用于治疗恶性肿瘤骨转移引起的高钙血症和骨痛症等。这类药物进入人体后可长期沉积在颌骨内，可长达 10 年之久。双膦酸盐类药物可导致“药物相关性颌骨坏死”，具体表现为局部疼痛、牙龈肿胀、牙槽骨暴露、口腔内外出现相通的瘘管，甚至有病理性骨折的可能。那么，服用过双膦酸盐类药物还能拔牙吗？

专家说

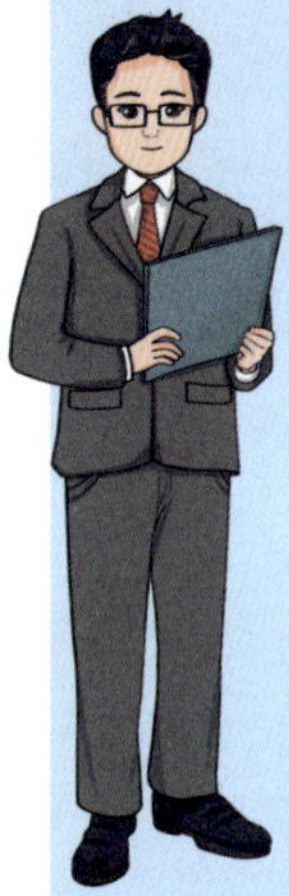

因为患者使用双膦酸盐类药物的时间、药量存在明显的个体差异，所以使用药物后是否会发生药物相关性颌骨坏死、什么时候发生，临床难以预估。

药物相关性颌骨坏死最常发生在拔牙后。事实上，拔牙之前患者已经存在药物相关性颌骨骨髓炎，拔牙只是加快了骨质坏死的进程。而是否存在药物相关性颌骨骨髓炎，只有通过拍摄 X 线片或 CT 才能明确。

对于已经停用双膦酸盐类药物治疗 3 个月或更长时间的患者，如果 X 线检查没有发现明显的药物相关性颌骨骨髓炎表现，可以先拔除简单的单颗牙，观察拔牙创口的愈合情况，再考虑拔或不拔牙；如果已经发生了药物相关性颌骨骨髓炎，拔牙要十分慎重，非必要不拔牙。

对于尚在进行双膦酸盐类药物治疗的患者，应根据肿瘤内科、内分泌科等相关科室治疗医生的意见，决定是否停用双膦酸盐类药物。不能停药者不宜拔牙；使用剂量小的停药者，在停药后观察 3 个月以上，X 线检查未发生颌骨骨髓炎者可以拔牙；使用中等以上剂量停药者，应观察半年以上、X 线检查未发生颌骨骨髓炎者方可拔牙。

已经发生了药物相关性颌骨骨髓炎的患者，如果必须拔牙，拔牙须与骨髓炎同期手术治疗。

使用过双膦酸盐类药物的任何患者，拔牙后都不可掉以轻心。拔牙后最好缝合伤口，或者局部用药物及生物材料保护好拔牙创口，全身适当使用抗生素，防止伤口感染。同时做好口腔健康护理，定期随访，出现问题及时复诊。

（赵吉宏）

第三章

牙及颌骨外伤

一

牙外伤的应急处理及治疗

1. **牙齿外伤脱落**该怎么办

当意外发生，牙齿受到撞击而损伤脱落，该怎么办？掉落的牙齿还能长回去吗？作为非口腔医学专业人员，牙外伤导致牙齿脱落该如何应对呢？

关键词：牙齿脱落　牙齿撕脱伤　牙再植

专家说

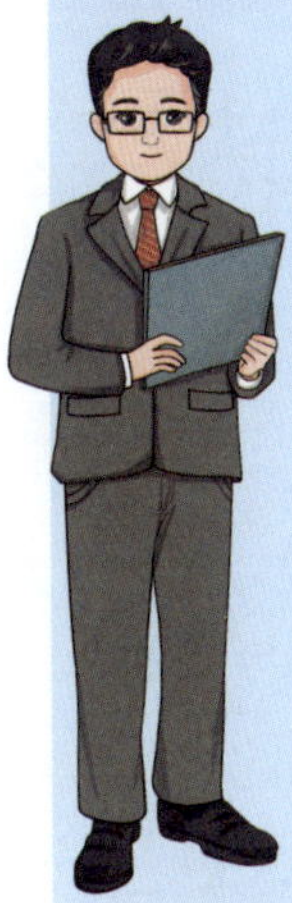

当牙齿受外伤脱落时，请保持冷静，按以下步骤处理，以助后续更好地治疗。

（1）记录受伤时间及周围环境。

（2）尽可能找到所有脱落的牙齿，手持牙冠部位，不要触碰牙根，并检查牙根是否完整。

（3）如牙根轻微污染，可在清洁水源处冲洗，去除根面污染物后，将牙根放回原来的牙槽窝内，并咬住干净的纱布、固定，防止牙齿再次脱落，并尽快就医。

（4）若牙根污染严重，身边无清洁水源，且无法将牙齿放回牙槽窝。可放入生理盐水、冷牛奶中保存，或者用不含消毒剂的湿巾包裹来保持牙齿湿润，并尽快就医；此外，还可以含在口腔内牙齿与脸颊之间的位置，注意避免误吞、误咽。

（5）尽快到达口腔急诊科，时间越短，根面细胞存活的机会越大。专业的口腔医生会视情况对条件较好的脱落牙进行再植和固定。

牙齿撕脱伤是非常严重的牙外伤，通常会发生牙髓坏死、牙根吸收、牙根和牙槽骨粘连、远期出现牙齿脱落等情况。当牙齿发生外伤脱落的情况时，应尽可能找到脱落的牙齿，选择合适的保存方式，尽早到达医院，把“接力棒”交给口腔急诊专业医生。

（夏登胜）

关键词：简单冠折　复杂冠折　直接盖髓　牙髓切断

2. 牙冠折断需要如何治疗

专家说

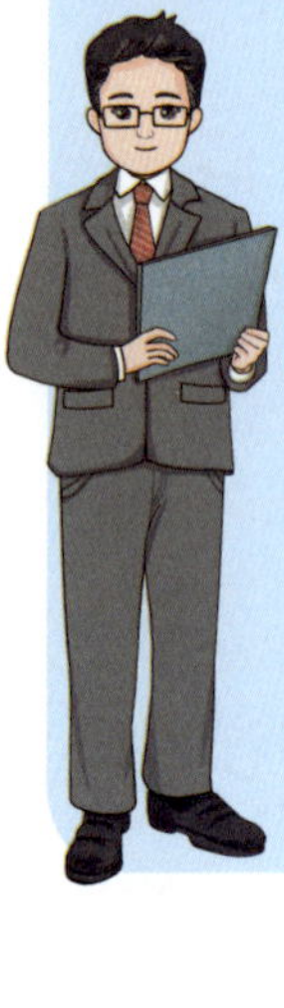

牙冠折断即冠折，治疗方法因折断程度、牙髓感染状况及牙齿发育阶段而异。根据牙髓是否暴露，冠折可分为简单冠折（牙髓未露）和复杂冠折（牙髓已露）两类。

（1）简单冠折：仅牙釉质折断时，患者一般无症状，医生会将锐利的断端边缘磨光滑，避免损伤口腔黏膜。当折断较深，牙本质暴露时，患牙可能对冷热酸甜等刺激产生敏感症状。这种情况下医生会使用树脂材料对牙冠进行修补。

（2）复杂冠折：治疗分为牙髓治疗和修复治疗两个步骤。其中，牙髓治疗根据牙冠折断严重程度、牙齿所处发育阶段，以及牙髓感染状态而定，包含直接盖髓术、牙髓切断术、根管治疗术。

1）直接盖髓术：适用于年轻恒牙，外伤露髓孔较小的情况。后续观察牙髓的恢复情况。酌情择期选择适当的永久修复方式。

2）牙髓切断术：适用于牙根尚未发育完成的年轻恒牙，冠折露髓时间较长，牙髓感染局限在冠髓的情况。通过牙髓切断术可以保留根部牙髓的活力，促进牙根的继续发育，以期最终达到成熟牙根的状态，为后续牙齿的正常使用打下良好的基础。

3）根管治疗术：是常用的治疗方法。适用于冠折露髓，牙髓已经感染或坏死的恒牙，可以有效消除炎症，使牙齿在永久修复后保持长久的稳定状态。

在复杂冠折完成初步基础治疗后，需要定期复查，检测牙髓活力及牙齿颜色变化，适时采取全瓷贴面或全瓷冠进行永久修复。

（夏登胜）

3. 冠根折需要怎样治疗

关键词
冠根折　牵引　种植

如果把牙齿比作一座建筑，牙冠就像一眼可以看到的建筑外墙和屋顶，显露于口腔之中；而牙根就好比深埋地下的建筑地基，虽然日常看不见，但决定了建筑的稳固程度。正如坚实的地基是建筑历经风雨、屹立不倒的基石，稳固的牙根也是牙齿保持健康、持久存在的关键。

专家说

牙根虽然日常不可见，但却决定着牙齿是否会松动，牙龈是否会红肿发炎。冠根折，就是折断线显示外伤既损伤了牙冠，又损伤了牙根，是一种发生概率较小、治疗难度较大的折断性损伤（图 3-1）。

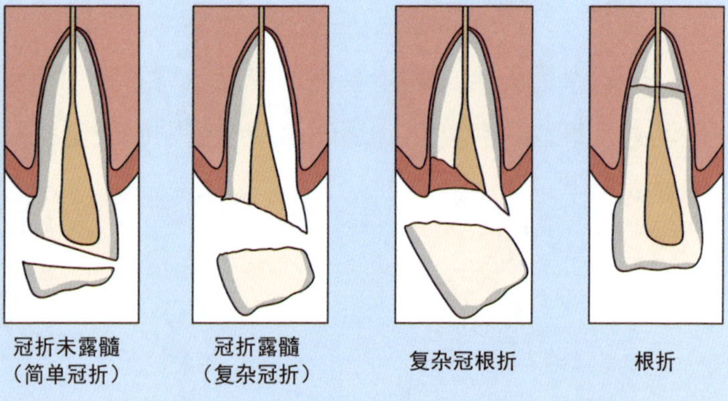

图 3-1　牙折

对于冠根折，口腔医生的治疗思路主要有以下几种方式。

（1）“用一半的地基建一半的房屋”：冠根折的牙齿，如果牙根损伤较轻微，评估牙龈红肿的概率较小，可以不管小部分折断缺损的牙根，仅利用剩余的牙根，通过全冠修复或者树脂堆砌的牙冠来恢复牙齿美观和部分功能。

（2）“把损坏的地基拉出地面，修整完毕再建房屋”：如果折断线深入牙槽骨内，牙根损伤较大，剩余的牙冠也较少，直接修复达不到美观、稳固的目的，医生就会选用更复杂的治疗方式。当剩余牙根较长时，可以将牙齿从牙槽骨内“牵引”出来，这样损坏的部分牙根就可脱离牙槽骨，而保留在牙槽骨里的是缩短且基本无损伤的牙根。就好比重修建筑的地基虽然少了一部分，但都是完好无损的，房屋也能稳固，只是地基小了一圈，房屋不能修太高大，否则头重脚轻。

（3）“推倒重建”：当牙根破损太严重，可以直接拔除患牙，选择种植修复。就像拆除旧屋，重新挖地基再起新宅。新宅虽与旧屋有些差异，但医生会尽力整修如旧，更换坚固的宅基框架，基本能做到舒适又美观。

（夏登胜）

4. 牙根折断需要怎样治疗

关键词

根折 固定 根管治疗 种植

健康的牙齿，好比一棵大树，土壤外的树干和枝叶就是牙冠，大树下方深埋在土壤中的部分就是牙根。当牙齿受到机械外力撞击，仅在牙根部分发生的折断性损伤，称为牙根折断，即根折（图 3-1）。

专家说

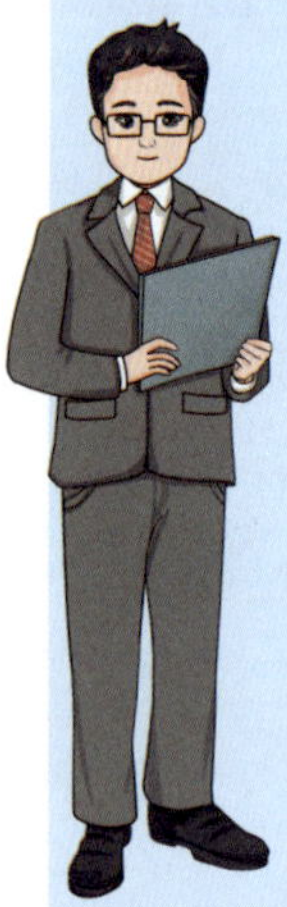

根折存在很强的隐匿性，医生仅仅通过检查患者的口腔内情况并不能发现，一般通过 CBCT 将牙根上的折断线三维结构重现出来。牙根的折断线可以是水平、斜行或者垂直方向的。

医生会根据根折的部位进行治疗。牙根比较长、折断线比较规则且更靠近牙根尖的情况，可以选择将牙冠尽量复位，减少折断线的间隙，并使用弹性夹板固定，如同手臂骨折需要用板子制动一样，让身体慢慢恢复，定期复查患牙牙髓的情况，如果发生牙髓坏死，还可以通过根管治疗、根管内固定或者血运重建的方式，尝试保留。如果牙根过短，折断线不规则，且更靠近牙根牙冠联合部位，或者牙根纵向折断，导致牙齿无法保留，可由口腔种植医生或口腔修复医生进行评估，选择适当的时机拔除，再进行种植或可摘义齿修复。

（夏登胜）

5. 牙齿脱位性损伤

需要怎样治疗

关键词：脱位性损伤　牙再植

想象一下，家中后院有一棵生机勃勃的大树，一场风暴把它吹得东倒西歪或连根拔起，我们会感到多么沮丧！牙齿脱位性损伤也是类似的情况。损伤的牙齿就像被风吹得东倒西歪或连根拔起的树，很多情况下需要我们通过准确的诊断和恰当的治疗让它们重新“扎根”。

专家说

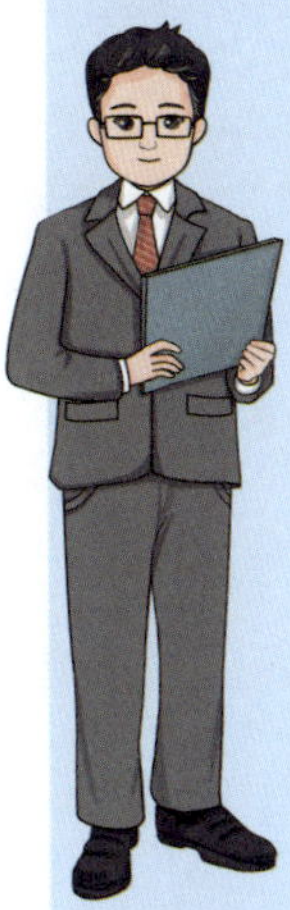

牙齿脱位性损伤是一类牙外伤的统称，外伤牙齿在外力作用下部分或者全部脱离了原本的位置。如果是部分脱位，我们通常会在局麻下将牙齿复位，然后用东西固定，让它慢慢恢复。如果是完全脱位，牙齿完全掉了出来，我们就得尽快进行牙再植，把牙齿重新植入牙槽窝。如果处理得当，牙齿就有很大机会恢复。

（1）牙震荡：这就像是牙齿受到了轻微的冲击，看起来没什么大事，但里面可能受伤了。发生后需要避免用受伤的牙齿咬东西，并及时就医及遵医嘱。

（2）脱出性脱位：是牙齿没有掉下来，但是松动了的情况。医生会在麻醉下将牙齿复位，然后固定一段时间，并需要定期复查，看牙齿是否稳定。

（3）嵌入性脱位：牙齿被撞得更深入牙槽骨里，看起来像是短了一截，此时牙齿和周围组织都受到了严重的损伤。就医时，医生通常会根据患牙发育程度决定观察待其自然萌出或采取复位固定，然后嘱咐过一段时间复查，以确保牙齿内部的健康。

（4）侧向脱位：牙齿被撞到了一边，就像是大树被撞歪了。对于这种情况，医生也需要在麻醉下将牙齿复位，然后固定，以帮助它回到正确的位置。

（5）完全脱位：牙齿和周围组织都受到了严重的损伤，可能合并牙龈撕裂或者牙槽骨骨折。当牙齿完全脱出牙槽窝时，我们需要完好地保存脱出的牙齿，尽快就医，医生处理时会尝试把它重新复位固定。患者应定期复查，必要时进行根管治疗等后续治疗。

再植的牙齿就像是重新种植后的树木，需要时间、耐心和适当的护理，才能逐渐恢复健康。有时候，可能需要额外的治疗，比如根管治疗，来确保牙齿健康。

（夏登胜）

6. 牙外伤后，怎样进行口腔护理

牙外伤常常可导致牙折、牙松动、口唇及牙龈破损。医生通常会将牙齿进行复位固定，将撕裂的口唇及牙龈进行缝合。但术后的恢复期患者常常不知所措，很多人因为怕影响牙齿及口腔的愈合，不敢进食，不敢刷牙，导致口腔异味。因此，正确进行牙外伤的口腔护理，不仅可以一定程度上减轻术后的不适，而且有利于牙齿及口腔外伤的恢复。

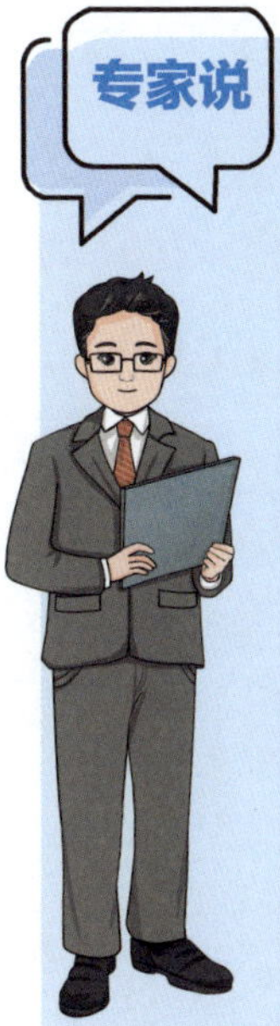

牙外伤患者术后的家庭护理至关重要，包括日常护理与心理护理两方面。

（1）日常护理：外伤牙在恢复前会有咬物疼痛或触碰不适的情况，应避免用外伤的牙齿咬物，改用其他健康牙齿进食易咀嚼食物，同时避免过冷过热饮食。

注意保持口腔卫生，早晚刷牙，可以用软毛牙刷轻柔清洁外伤牙齿、饭后及时漱口清理食物残渣；2 周内可以辅助使用具有消炎杀菌作用的氯己定漱口水含漱。

破损的牙龈和口唇可能出现轻微的红肿及渗血，是创伤恢复的正常状态。若大量出血且不能停止，或者外伤牙表面的临时封闭材料或固定材料出现松动脱落，应及时到医院就诊。

减少激烈的体育运动。若参加运动，建议佩戴护具，如运动护齿套、面罩、头盔等。

单纯的牙外伤除牙齿完全脱出后再植的情况需要服用抗生素外，其他类型的牙外伤一般不需要服药，但可以根据伤情轻重，遵医嘱使用抗生素或止痛药缓解肿痛不适。

（2）心理护理：前牙是外伤时最易受伤的部位，无论是折断还是脱落，都会对患者的社交及心理造成影响。患者可以在家人的陪同下向口腔医生全面了解牙外伤相关知识，对可能出现的病情做好一定的心理准备，以缓解焦虑情绪。此外，患者还可以到口腔修复科，通过临时冠的修复对牙外伤部位进行处理，以满足社交需求。

（夏登胜）

二

颌骨骨折的应急处理及治疗

7. 颌骨骨折的早期症状有哪些

关键词
颌骨 骨折

中青年正处于社会活动的活跃期，工作压力大、社交活动频繁，各类运动参与度高，这增加了颌骨骨折发生的风险。那么，在口腔颌面部外伤发生后，我们该如何简单地判断颌骨是否骨折呢？

专家说

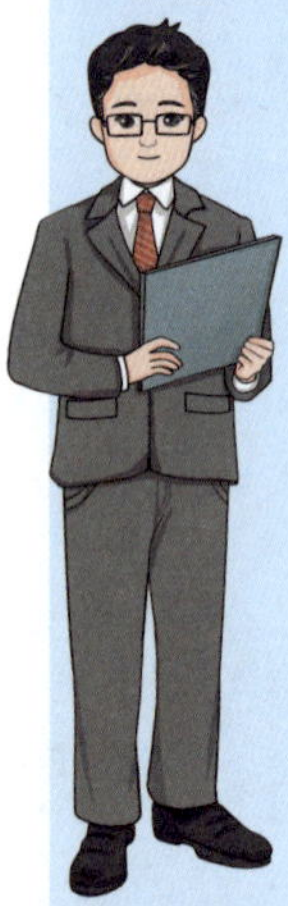

颌骨骨折的早期症状多种多样，严重程度取决于骨折的位置、类型和受力情况。

典型症状首先表现为疼痛，这种疼痛常常是剧烈的、尖锐的，并且在说话、咀嚼或轻触面部时明显加剧。患者的疼痛部位通常与骨折位置直接相关，下颌骨骨折，可能在颏部或下颌角区域感到疼痛；上颌骨骨折，则可能导致面中部、鼻周区域或眼眶下缘的疼痛。

面部肿胀是另一个常见症状，通常在受伤后数小时内迅速发展，可持续数天至数周。肿胀的程度与损伤严重性相关，即使轻微骨折也可能导致明显肿胀。随着肿胀发展，面部瘀斑通常会出现，最初呈红色或紫色，后期可能变为黄绿色或棕色。这些瘀斑可能不局限于表面损伤部位，而是沿着解剖平面扩散，甚至延伸至颈部或胸部。

咬合关系改变是颌骨骨折的重要诊断线索。患者常描述为“咬不上”或“感觉咬合高低不平”。这种变化源于骨折导致的颌骨移位，进而改变了上下颌牙弓的相对位置。

张口受限或张口偏斜是颌骨骨折的显著表现，尤其是髁突骨折，常表现为张口时下颌向骨折侧偏斜。严重者可能完全无法张口，给进食和口腔卫生维护带来严重困难。

口内症状同样重要，包括牙齿松动或脱位、牙龈出血、口腔黏膜撕裂等。骨折线经过牙槽骨时，可能导致相应区域的牙齿松动或位置改变。检查时可能发现牙列不齐、特定区域的牙齿高低不平、出现新发的间隙或重叠。

感觉异常是颌骨骨折的常见并发症，主要表现为面部麻木或感觉减退。这通常是因为骨折发生的神经损伤，如下颌骨骨折可能损伤下牙槽神经，导致下唇和下颌区域感觉异常；上颌骨骨折则可能影响眶下神经，引起上唇、鼻翼和脸颊部位的感觉改变。

面部不对称是骨折移位的直观表现，可通过观察或触诊发现。面部轮廓改变、颧骨高度不一致、下颌偏斜等都是可能的表现。此外，眼球位置改变（如眼球下陷或突出）、眼距增宽等也可能提示严重的面中部骨折。

健康加油站

颌骨骨折出现什么情况需要立即就医

首先，任何导致呼吸困难的颌面部外伤都是医疗急症，可能提示气道受阻或需要紧急气道管理；其次，大量口腔出血无法控制时需要紧急处理；再次，伴有意识障碍、头痛、呕吐等颅脑损伤表现的患者需立即评估是否存在颅脑损伤；此外，眼球运动障碍、复视或视力下降提示可能存在眼眶骨折或眼部并发损伤；最后，面部严重变形或开放性骨折需要及时手术干预，以减少感染风险并提高美学恢复效果。值得注意的是，即使患者症状较轻微，仍应尽快就诊，因为早期诊断和处理对预后至关重要。

（夏登胜）

关键词：颌骨骨折　手术

8. 颌骨骨折的**治疗**和**恢复**过程是怎样的

颌骨骨折的治疗策略复杂多样，需要根据骨折部位、类型、严重程度及患者整体状况进行个体化设计。治疗目标是恢复正常的颌面解剖关系、重建稳定的咬合功能、维持面部美观，并预防可能的并发症。

专家说

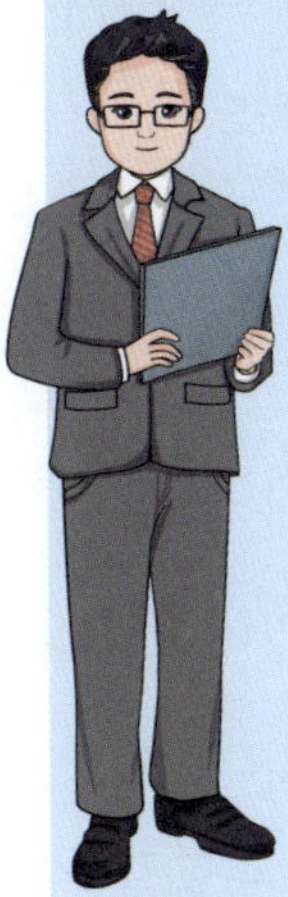

目前，颌骨骨折的治疗方法主要分为保守治疗和手术治疗两大类。

（1）保守治疗：适用于无移位或移位轻微的简单骨折，以及手术风险高的特殊人群。核心是通过间接复位和固定达到骨折愈合的目的。颌间固定是最常用的保守治疗方法，通过在上下颌牙弓安装固定装置（如颌间钩、拱丝或专用螺钉），并用橡皮筋或钢丝将上下颌连接，使骨折处在适当位置愈合。颌间固定通常需要维持 4~6 周，这期间患者只能进食流质或半流质食物。这种方法优点是创伤小、并发症少，但存在固定期间不适感强、营养摄入受限、口腔卫生难以维护等缺点。

（2）手术治疗：对于移位明显或不稳定的骨折，手术治疗是首选方案。切开复位内固定术是现在颌骨骨折手术的主流技术，通过切口显露骨折部位，精确复位骨折断端，然后用钛板和钛钉固定。根据骨折位置和类型，可选择不同入路：下颌体和下颌角骨折常采用口内切口或下颌体下缘切口；髁突骨折可能需要耳前或耳后切口；上颌骨骨折可能需要口内切口结合眶下缘或鼻外侧切口。现代技术如导航手术、3D 打印手术导板等，进一步提高了手术精度，尤其适用于复杂骨折的重建。

微创技术在颌骨骨折治疗中也日益普及。一种微创技术是内镜辅助下的骨折复位固定，通过微小切口插入内镜和特制器械，可在直视下完成复位和固定，大大减少了手术创伤和面部瘢痕。这种技术尤其适用于髁突骨折和某些上颌骨骨折。另一种微创技术是经皮穿刺螺钉固定，适用于某些简单的下颌体骨折，通过皮肤小切口插入特制螺钉完成固定，创伤小、恢复快。

健康加油站

颌骨骨折手术治疗后的处理和注意事项

术后的处理同样重要，包括抗生素预防感染、充分止痛、冷敷减轻肿胀等。某些复杂骨折可能需要短期颌间固定辅助稳定，通常为 1~2 周。牙齿损伤的同步处理也不可忽视，包括松动牙固定、根管治疗或必要的拔除等。

恢复过程通常分为早期（术后 1~2 周）、中期（术后 2~6 周）和晚期（术后 6 周以上）三个阶段。早期是消肿和伤口愈合阶段，患者需要严格遵循流质饮食，使用软毛牙刷和冲牙器保持口腔清洁，同时进行冷敷以减轻肿胀。中期是骨折初步愈合阶段，可逐渐过渡到半流质饮食和软食，开始轻微的张口训练，但避免用力咀嚼。此时通常进行首次复查，评估骨折愈合情况和咬合关系。晚期是功能恢复和骨重塑阶段，饮食可进一步放开，但仍应避免过硬食物，同时积极进行张口训练和颞下颌关节功能锻炼。

完全恢复通常需要 3~6 个月，甚至更长时间。骨折愈合速度受多种因素影响，包括年龄、骨折类型、营养状况、是否吸烟等。年轻患者恢复通常更快，而老年患者、吸烟者、营养不良者和某些系统性疾病（如糖尿病）患者恢复较慢。定期随访极为重要，通常在术后 1 周、1 个月、3 个月和 6 个月进行，评估骨折愈合情况、咬合关系和可能的并发症。

（夏登胜）

第四章

口腔颌面部肿瘤

口腔颌面部肿瘤致病因素的预防

1. 口腔癌的常见危险因素有哪些

关键词

口腔癌 危险因素

俗话说，“民以食为天，食以安为先”，食品安全的重要性不言而喻，随着现代生活节奏的加快和饮食习惯的改变，一些可能增加患口腔癌的风险的食物，逐渐成为我们日常生活中的隐患。

专家说

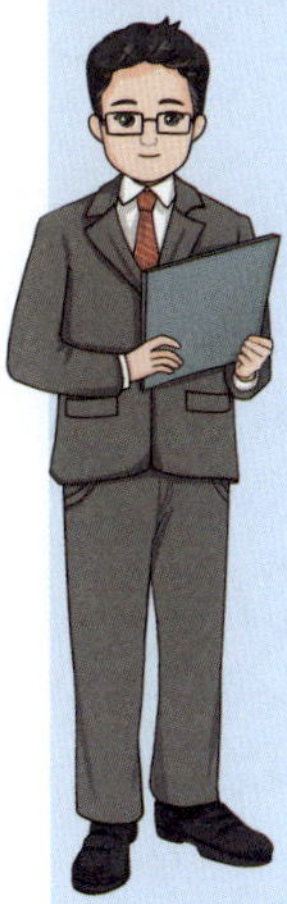

口腔癌的常见危险因素

（1）**吸烟和饮酒**：烟草中的尼古丁具有致癌性，吸烟是40岁以下人群罹患口腔癌的罪魁祸首。酒精可作为致癌物的溶剂，促使致癌物进入口腔黏膜，增加癌变风险，饮酒与口腔癌的发生率成正相关。

（2）**咀嚼槟榔**：槟榔中含有的化学物质槟榔碱，是一种致癌物质；同时，槟榔质地坚硬，容易造成口腔黏膜的机械性创伤和慢性炎症，这些因素均可能诱发口腔癌。

（3）**腌制、烧烤、添加剂类的食物**：腌制、烧烤食物，以及含有添加剂的食物，食用后会感到口干舌燥，出现口腔黏膜肿胀、溃疡，这些刺激可能会增加患口腔癌的风险。

（4）**过热的食物**：温度超过65℃的食物会明显地刺激口腔黏膜，引起黏膜损伤，长期的热刺激损伤可能增加患口腔癌的风险。

（5）**不良饮食习惯**：长期食用辛辣刺激食物，如辣椒、胡椒、咖喱、芥末等，可能会加重口腔慢性炎症，通过氧化应激途径促进口腔癌的发生。另外，过多摄入精加工的食物，如精制碳水化合物、含反式脂肪酸和低微量元素的食物，也可能会促进口腔黏膜的慢性炎症，进而增加患口腔癌的风险（图4-1）。

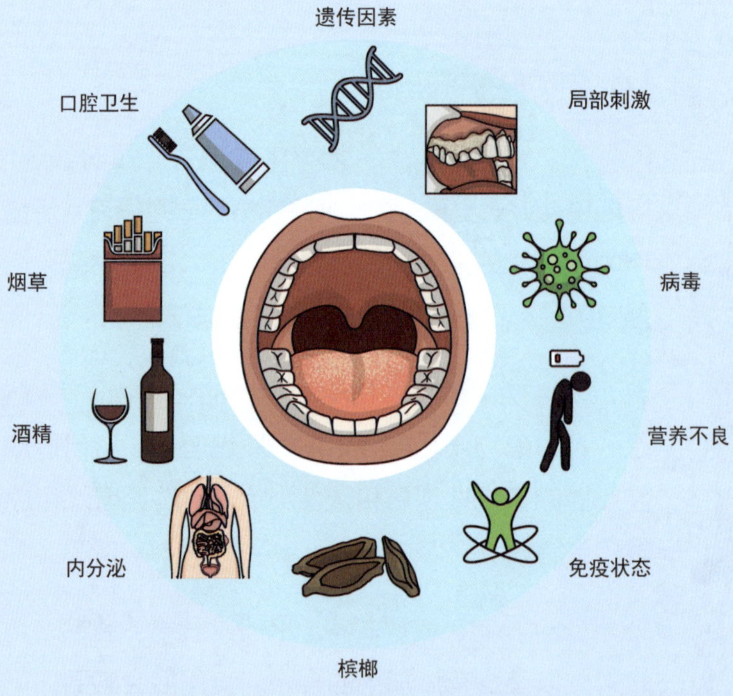

图4-1　口腔癌的危险因素

健康加油站

如何预防口腔癌的发生

（1）保持口腔卫生：每天做到 2 次有效的口腔清洁，一次不少于 2 分钟，并使用牙线等辅助工具，可以有效降低口腔癌发生的风险。

（2）戒烟限酒：烟酒都是现代社会中口腔癌发生发展的重要危险因素，戒烟限酒可以有效降低口腔癌发生的风险。

（3）均衡饮食：适量摄入高蛋白食物，多吃新鲜的水果、蔬菜和谷物，保证营养均衡。

（4）定期体检，及早治疗：通过定期口腔检查来判定是否存在口腔疾病，如已有牙周病或口腔黏膜疾病等，需要及时治疗。

（廖贵清　杨宏宇）

2. 口腔肿瘤会**遗传**吗

关键词

口腔肿瘤　遗传　环境因素

口腔肿瘤作为一种严重危害口腔健康的疾病，发病机制复杂多样，既受到外部环境因素（如紫外线、电离辐射等）、生活方式（如吸烟、酗酒、不良饮食习惯）等的影响，也与内在的遗传因素、个体基因变异等密切相关。

专家说

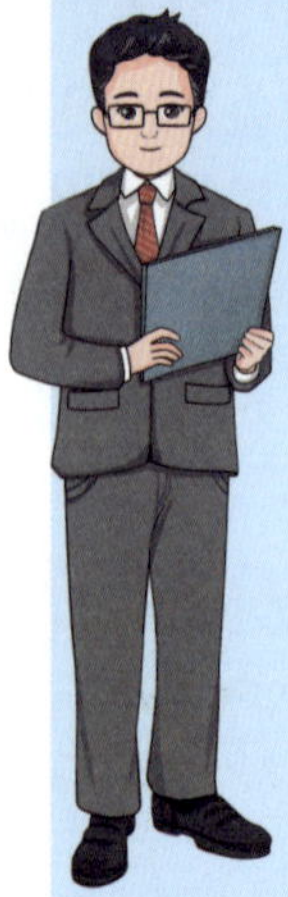

口腔肿瘤与遗传确实存在一定的关系，但这种关系复杂且受多种因素的影响。绝大多数的肿瘤源于不良的环境和生活方式，例如长期吸烟、酗酒、咀嚼槟榔、口腔卫生状况不良、长期受到异物刺激、营养不良、缺乏某些维生素和微量元素，以及病毒感染等，都可能导致口腔细胞发生不典型增生，进而发展为肿瘤。

因此，有口腔肿瘤家族史的人群可能面临较高的患病风险，但并不意味着一定会患上口腔肿瘤。实际上，改善生活习惯、保持口腔卫生、戒烟限酒、均衡饮食及定期进行口腔健康检查等措施可以有效降低患口腔肿瘤的风险。而对于已经确诊为口腔肿瘤的患者，早发现、早治疗是提高治愈率和改善预后的关键。在医生的指导下，通过手术、放疗、化学治疗（简称“化疗”）等综合治疗手段，可以显著提高患者的 5 年生存率和生活质量。

综上所述，尽管口腔肿瘤与遗传存在一定的关系，但通过改善生活习惯和定期进行健康检查，可以有效降低患口腔肿瘤的风险。

（廖贵清　杨宏宇）

3. 年轻人不容易得口腔肿瘤吗

许多人认为口腔肿瘤是老年人才会患上的疾病，但近年来这类疾病的发病趋势逐渐年轻化，20~30 岁的年轻患者也并不少见。那么，口腔肿瘤的发病人群为什么会年轻化呢？

关键词

口腔肿瘤　年轻化

专家说

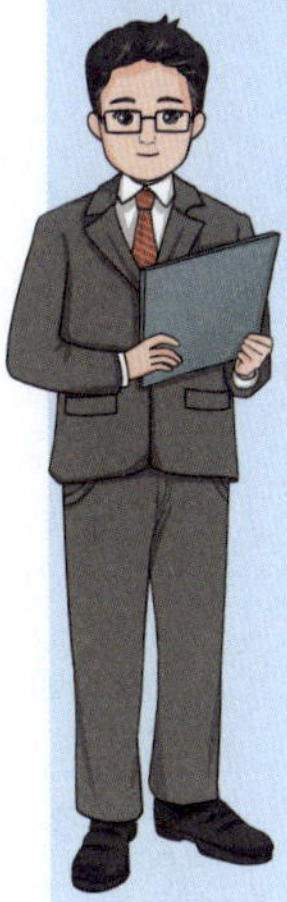

口腔肿瘤的发生与多种因素有关，包括遗传因素、环境因素、生活习惯等。多种因素共同作用，导致口腔肿瘤的发生。现在越来越多的年轻人接触烟草和酒精，部分地区有咀嚼槟榔的习惯，这些生活习惯是口腔肿瘤的高危因素。人乳头瘤病毒感染也会提升口腔肿瘤的发病风险。口腔黏膜的慢性损伤，如牙齿残根、残冠或不良的义齿磨损口腔黏膜，可能导致局部溃疡反复发作或长期不愈，最后可能癌变。此外，长期暴露在紫外线下、口腔卫生状况不良、营养不良、精神压力过大等也可能增加患口腔肿瘤的风险。年轻人可能对口腔肿瘤的早期症状，如长期不愈的口腔溃疡、口腔内肿块等不够重视，导致发现患病时已是晚期。综上所述，尽管年轻人患口腔肿瘤的风险相对较低，但并不意味着完全豁免，生活习惯和环境的改变使得口腔肿瘤的发病年龄越来越年轻化。

（廖贵清　杨宏宇）

二

口腔颌面部肿瘤的发生特点

4. 口腔检查发现**颌骨肿物**，但不痛，牙也不松，需要治疗吗

颌骨肿物包括良性肿瘤、恶性肿瘤等。尽管肿物不一定伴有疼痛或牙齿松动，但其存在可能影响口腔健康。

专家说

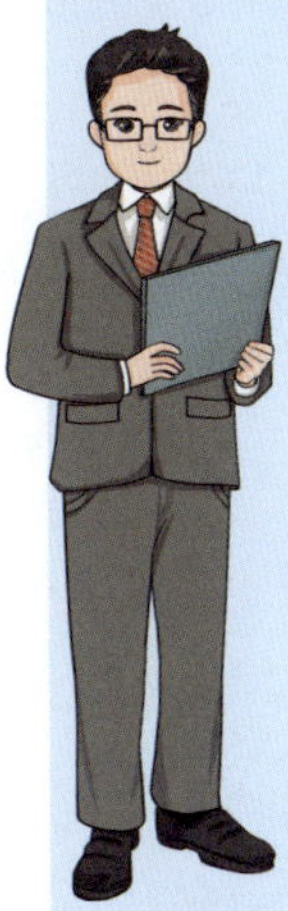

颌骨肿物在初期通常没有疼痛或明显症状，但可能隐藏着不同类型的病变，往往通过影像学检查发现。常见的良性病变包括牙源性囊肿、颌骨囊肿、骨瘤等，这些肿物通常生长缓慢，不会引起剧烈不适。恶性肿瘤则较为少见，但可能扩展并影响周围的组织，导致疼痛、肿胀或牙齿松动等症状。因此，即使肿物不痛，仍然需要及时诊治。

影像学检查（如 X 线检查、CT 检查）是初步判断肿物性质的常用方法，能够帮助医生了解肿物的位置、大小和结构特征。如果影像学检查提示肿物为良性且没有扩展趋势，通常建议患者尽早手术切除，部分良性肿瘤也可以定期随访、密切观察。但如果肿物显示快速生长趋势、周围骨质被侵蚀或伴有症状（如疼痛、肿胀等），则可能需要通过手术切除或其他治疗

关键词

颌骨肿物　良性病变

手段进行干预。对于大多数良性肿物，早期发现并采取适当的治疗，可以有效避免病情恶化，保持口腔功能。因此，定期的口腔检查，尤其是对有肿物的患者进行影像学评估，至关重要。

（廖贵清　杨宏宇）

关键词

良性肿瘤　复发

5. 良性肿瘤治疗后还会复发吗

良性肿瘤通常生长缓慢，不会扩散到其他部位。许多人在被诊断出患有良性肿瘤后都会担心一个问题：治疗后肿瘤是否会复发？是否所有的良性肿瘤都必须通过手术来治疗？

专家说

良性肿瘤治疗后会复发吗

良性肿瘤切除后的复发率通常较低。良性肿瘤的特点是生长缓慢，周围边界清晰，且多数具有完整的包膜，手术时容易将肿瘤完全切除。然而，如果肿瘤长在重要的位置或肿瘤太大，手术无法完全切除，术后仍有可能复发。但总体来说，良性肿瘤切除后的复发率比较低。

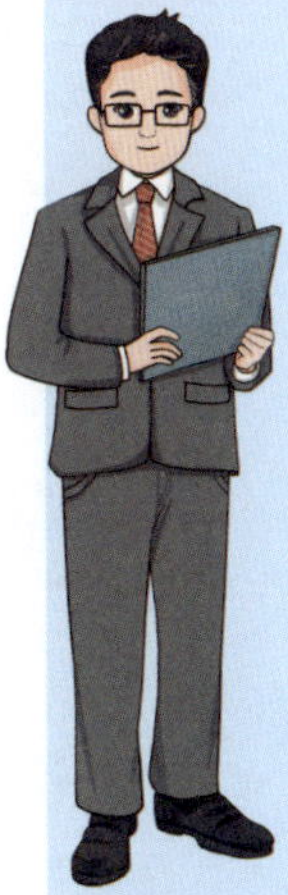

良性肿瘤一定要手术切除吗

良性肿瘤是否一定要手术切除，这取决于多种因素。

（1）肿瘤大小和位置：如果肿瘤比较小且没有引起任何症状，我们可以选择保守治疗，定期观察肿瘤的变化。但如果肿瘤较大或位于关键部位，可能会对周围组织造成压迫或影响正常功能，此时可能需要考虑手术切除。

（2）症状：如果良性肿瘤引起了疼痛、肿胀等不适症状，或者影响了患者的日常生活和工作，那么手术切除是一个合适的选择。

（3）肿瘤性质：良性肿瘤通常不会恶变，但某些类型的良性肿瘤可能存在恶变的风险。对于这些具有恶变倾向的良性肿瘤，建议尽早手术切除以降低恶变风险。

（4）患者意愿：在决定良性肿瘤是否进行手术切除时，还需要考虑患者的个人意愿和期望。

（廖贵清　杨宏宇）

6. 牙龈上的肿物，需要手术或拔牙吗

关键词

牙龈肿物 牙龈瘤 药物性牙龈肥大

牙龈肿物并不总是需要通过手术或拔牙来处理。医生会综合考虑肿块的性质、大小、患者的整体健康状况等多个因素来制订治疗方案。

专家说

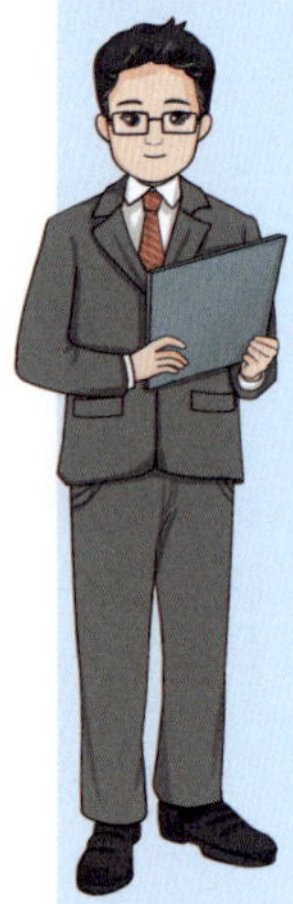

牙龈上出现的肿物可能是肿瘤、炎症、感染等多种原因引起。

大多数良性牙龈肿物，如纤维瘤、牙龈瘤、牙龈增生等，通常体积较小，对患者生活影响不大，可以定期观察。但若出现肿物增大、反复咬伤或出血，进而影响进食、刷牙等日常活动，则应考虑手术切除。大多数情况下，医生会首先考虑尽量保存牙齿、维持咀嚼功能。牙龈瘤是牙龈上最常见的良性肿物，在治疗方案上，传统观点主张同时切除肿物和拔除累及的牙齿；而如今的临床诊治中，首次治疗会考虑尽量保留无明显骨吸收的牙齿。当然，这需要患者对自身有足够的关注，以及具备良好的依从性，倘若出现复发，则应及时复诊、切除肿物并拔除累及的牙齿。

如果牙龈上长了像“菜花”一样的肿物，生长迅速，并伴有破溃、出血、疼痛等，患者需要提高警惕，

尽快就诊，这可能是牙龈恶性肿瘤的表现。此时往往需要连同累及的牙齿一起做大范围的手术切除。

当然，牙龈“长包”并不一定都是肿瘤，也可能是感染引起的，如牙周炎、根尖周炎等导致的脓肿，通常无须外科手术治疗，由牙体牙髓科、牙周科等做相应处理即可缓解。此外，患者在就诊时，也应当尽可能告知医生是否日常服用一些药物，协助医生排除药物性牙龈肥大的可能，避免误诊、漏诊。

健康术语

药物性牙龈肥大

是长期服用特定药物而引起的牙龈组织异常增生和体积增大的病理状态。这种现象常见于使用钙通道阻滞剂（如硝苯地平、氨氯地平）治疗高血压或心血管疾病的患者。此外，抗癫痫药（如苯妥英钠）、免疫抑制剂（如环孢素）也是引起牙龈增生的常见药物。这些药物影响牙龈成纤维细胞，促使胶原蛋白过量产生且难以正常分解，从而导致牙龈增生。增生的牙龈不仅影响外观，还可能引起不适，并对口腔健康造成妨碍。

（廖贵清　杨宏宇）

7. 良性肿瘤会转变为恶性肿瘤吗

关键词
良性肿瘤 临界瘤

总体而言，大多数良性肿瘤并不会转化为恶性肿瘤。尽管如此，某些类型的良性肿瘤在长期刺激、遗传因素或特定环境因素影响下，仍然存在恶变的风险。

专家说

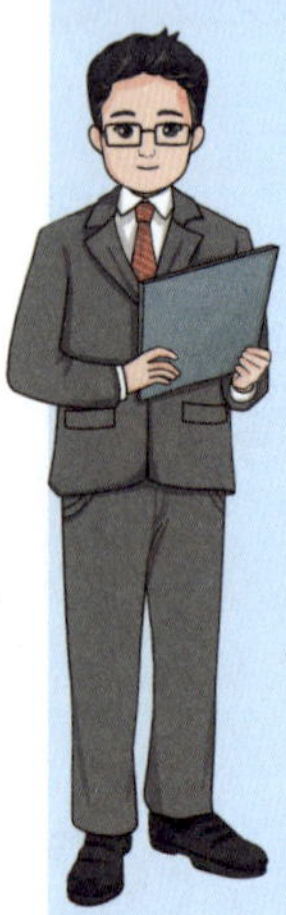

一般来说，绝大部分良性肿瘤不会转变为恶性肿瘤。但某些特定情况和特定类型的良性肿瘤，确实存在恶性转化的可能性。如颌面部色素痣，在长期受到摩擦或紫外线刺激时可能会发生肿瘤细胞恶变；又如成釉细胞瘤，肿瘤细胞具有一定的侵袭性，介于良性与恶性之间，也称为“临界瘤”。另外，部分良性肿瘤患者确实可以“带瘤生活”数十年，如多形性腺瘤、神经纤维瘤等，但由于年龄增加、免疫失调、肿瘤细胞自发突变等情况，良性肿瘤也有恶变的风险。

因此，对于良性肿瘤，尤其是具有较高恶变风险的临界瘤，患者同样不能疏忽轻视、不予治疗；一些发生在重要部位（如舌根、软腭等）的良性肿瘤，不及时治疗可能会影响功能、压迫呼吸道，甚至危及生命。肿瘤的早发现、早治疗，既可以避免良性肿瘤恶变，也可以减少肿瘤恶变后的治疗对身体外观和器官功能的影响。

健康加油站

如何预防良性肿瘤恶变

（1）**及时就医：**若发现身体有异常肿块，尤其是短时间内肿块明显增大、变硬或伴随疼痛，应及时到医院就诊。

（2）**定期体检：**对于高风险人群，如嗜烟酒、咀嚼槟榔、家族中有癌症史等，建议每年进行一次全面体检，包括相关的肿瘤筛查，做到早发现、早治疗。

（3）**及时切除高风险良性肿瘤：**对于可能恶变的高风险良性肿瘤，如唾液腺多形性腺瘤、成釉细胞瘤等，医生一般会建议进行早期手术切除，以降低恶变的可能性。

（4）**保持健康生活习惯：**良好的生活方式如均衡饮食、戒烟限酒、保持正常体重等，有助于降低恶性肿瘤的发生风险。

（廖贵清　杨宏宇）

8. 嘴唇或脸颊发麻是肿瘤引起的吗

关键词
麻木 三叉神经

在日常生活中，我们偶尔会有嘴唇发麻的体验。那种细微的异样感觉，仿佛是身体在向我们发出某种信号，提醒我们需要关注自身的健康状况。

专家说

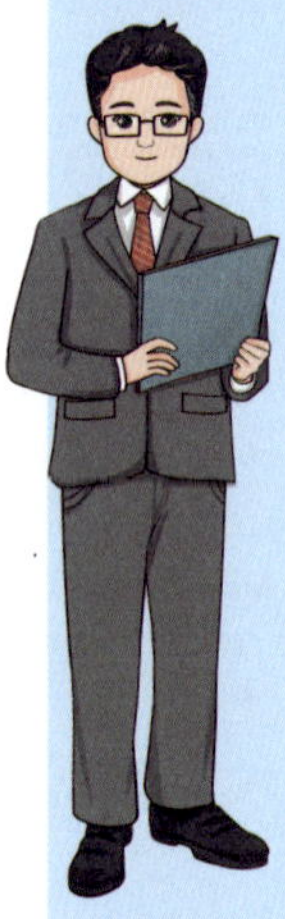

嘴唇或脸颊发麻可能是颌面部感觉神经受压迫、肿瘤侵犯或炎症等引起的神经损伤。

（1）颌骨肿瘤性病变

1）颌骨囊肿和良性肿瘤：虽然生长缓慢，但可能会压迫神经引起相应症状，例如压迫下牙槽神经会导致下唇麻木，压迫眶下神经会导致眼眶下区域麻木等。

2）颌骨恶性肿瘤：下颌骨的中央性颌骨癌、骨肉瘤等恶性肿瘤会直接侵犯神经，引发下唇麻木，因此需要格外警惕。

（2）感染性疾病

1）颌骨骨髓炎：病变区域局部肿胀会压迫神经引起麻木，炎症也可沿神经管扩散造成麻木。

2）口腔颌面部间隙感染：翼下颌间隙感染、颊间隙感染发生局部肿胀，可能压迫或侵犯到下牙槽神经或颏神经，导致下唇麻木。眶下间隙感染可能压迫或侵犯到眶下神经，导致眼眶下区域麻木。

（3）软组织肿瘤： 颊黏膜癌可能会侵犯颊神经，导致脸颊皮肤麻木。下唇癌和下颌牙龈癌可能表现为局部疼痛、牙齿松动和下唇麻木。上颌窦癌可能会引起面部及唇颊沟肿胀，眶下神经受累可发生面颊部感觉迟钝或麻木。

（4）神经系统疾病： 除颌面部疾病引起的麻木外，一些神经系统疾病也会以颌面部麻木为首发或主要症状。当冷刺激、炎症、病毒感染等引起三叉神经炎时，神经功能受损，就会出现麻木症状；颅内肿瘤压迫三叉神经根时，也会引起三叉神经的麻木。此外，末梢神经炎，一些全身性疾病如高血压、脑梗死、脑出血等，或者情绪激动、工作压力过大、过度紧张等精神因素，也可能出现颌面部麻木的表现。

健康术语

三叉神经

是头面部的主要感觉神经，负责传递头面部、口腔、鼻腔、眼睛及部分咽喉的感觉信息，同时也控制咀嚼运动。三叉神经发生病损通常会出现颌面部感觉减退或丧失、麻木或疼痛等症状。

（廖贵清　杨宏宇）

9. 口腔癌患者的生存期有多长，不同分期患者的生存期差别大吗

关键词

口腔癌　生存期

口腔癌患者的生存期与肿瘤的分期有着密切的联系。在早期阶段，肿瘤通常较为局限，有可能通过手术、放疗、化疗等手段得到有效控制。晚期肿瘤的侵袭性和转移性增强，治疗难度随之增大，患者的生存期也相对较短。

专家说

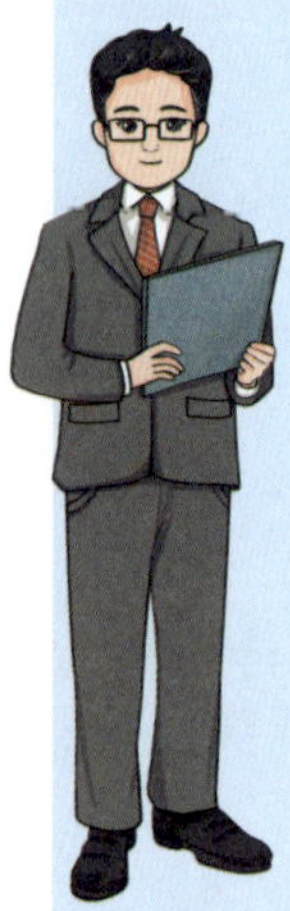

根据目前的指南和教科书，早期（Ⅰ期、Ⅱ期）口腔癌患者的5年生存率可达70%~80%，而中晚期（Ⅲ期、Ⅳ期）口腔癌患者的5年生存率则降至40%~50%。早期癌症通常局限于口腔，未扩散至淋巴结或其他器官，因此手术切除的治疗效果较好。相比之下，中晚期口腔癌患者转移风险增加，治疗难度加大，往往需要放疗或化疗联合治疗。

为了延长口腔癌患者的生存期，早期筛查和治疗至关重要。建议高危人群（如长期吸烟、酗酒、咀嚼槟榔和口腔卫生状况不良者）定期进行口腔检查，以便及早发现潜在病变。一旦确诊，患者应尽快接受规范治疗，在专业医生团队的多学科合作下制订个性化的治疗方案。

此外，口腔癌患者的心理状态、营养状况和支持治疗也对生存期有显著影响。心理支持和家庭关爱可以提高患者的治疗依从性和生活质量，而合理的营养补充有助于增强免疫力，帮助患者更好地应对治疗过程中可能出现的不良反应。

健康加油站

目前国际上公认的肿瘤分期系统是 TNM 分期，用来描述癌症的大小、扩散情况及转移状态。具体含义：T 表示原发肿瘤的大小和侵袭范围，T 值越高代表肿瘤越大或范围越广；N 表示肿瘤是否扩散到区域性淋巴结，N 值越高表明受累的淋巴结数量越多或范围越广；M 表示肿瘤是否转移到远处器官或组织，M_0 为无转移，M_1 为有远处转移。临床上根据 TNM 分期，进一步将口腔癌分为Ⅰ~Ⅳ期，反映肿瘤的病情程度。早期（Ⅰ期、Ⅱ期）口腔癌：肿瘤局限于口腔，治疗效果较好，生存率较高。中晚期（Ⅲ期、Ⅳ期）口腔癌：癌细胞可能已扩散至淋巴结或远处器官，治疗难度大，预后较差。理解 TNM 分期不仅有助于明确治疗方案，还能帮助患者更清楚地了解病情及预后情况。

（廖贵清　杨宏宇）

10. 口腔颌面部肿瘤病理报告中的"**免疫组化**"是什么

关键词

病理报告　免疫组织化学技术　分子标志物

免疫组织化学技术（简称"免疫组化"）能够帮助我们确定肿瘤的类型和来源，区分形态上相似的不同肿瘤，预测肿瘤的生物学行为，对疾病的诊断和治疗具有重要的指导意义。

专家说

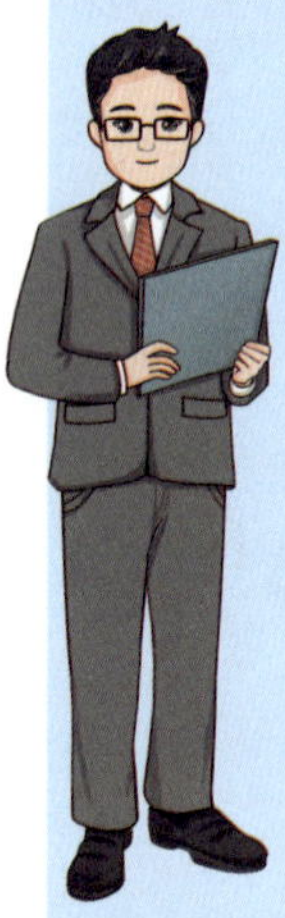

免疫组织化学技术在口腔颌面部肿瘤的病理学诊断中发挥着至关重要的作用。病理报告通常包括大体形态、镜下形态和免疫组织化学结果。其中，免疫组织化学技术主要通过抗原 - 抗体反应识别肿瘤细胞中特定的分子标志物。尽管苏木精 - 伊红染色（hematoxylin and eosin staining，HE 染色）能提供肿瘤的基本形态信息，但在一些肿瘤形态相似或来源不明的情况下，单独依赖 HE 染色难以准确判断肿瘤的性质和来源。此时，免疫组织化学技术能够通过检测特定的分子标志物来帮助医生更准确地进行诊断。

免疫组织化学技术尤其适用于形态相似的肿瘤之间的鉴别诊断。不同类型的肿瘤通常会表达不同的分子标志物，通过免疫组织化学技术可以确认这些标志物的存在，从而帮助判断肿瘤的来源。例如，一些肿瘤与特定病毒感染相关，如鼻咽癌与爱泼斯坦 - 巴尔病毒（Epstein-Barr virus，EB病毒）、口咽癌与人乳头瘤病毒。免疫组织化学技术能够识别这些病毒，从而为肿瘤的诊断、分类及治疗提供指导。

此外，免疫组织化学技术也能够检测肿瘤细胞中是否存在特定的分子受体，如口腔癌或口咽癌中的表皮生长因子受体（epidermal growth factor receptor，EGFR）、程序性死亡受体配体 1（programmed death-ligand 1，PD-L1）等。这些受体不仅与肿瘤的生长和转移相关，还可以作为靶向治疗的标靶。通过免疫组织化学技术，医生可以为患者制订个性化的靶向治疗方案。

免疫组织化学技术还能够提供肿瘤的生物学行为信息。比如，Ki67 指标反映了肿瘤细胞的增殖活性，能够帮助医生判断肿瘤的增殖能力，从而预测肿瘤的生物学行为和治疗反应。

综上所述，免疫组织化学技术在肿瘤的病理学诊断中具有不可替代的重要作用。通过这些检测，病理医生和临床医生能够获得更加准确的诊断结果，从而为患者制订出更加合理和有效的治疗方案。

健康术语

免疫组织化学技术

是应用抗原-抗体特异性结合的免疫学基本原理，通过化学反应促使荧光素、酶、金属离子或同位素等显色剂将标记抗体显色而确定组织细胞内抗原，进而对组织来源进行定位、定性和定量等精确分析的分子生物学检测技术，具有特异度、灵敏度高，抗原定位准确的特点。

（廖贵清　杨宏宇）

第五章

唾液腺疾病

一

唾液腺非肿瘤疾病

1. 除了吃药，还有其他方式**缓解口干**吗

关键词：口干　唾液腺　药物治疗　唾液替代品

造成患者口干的常见原因有唾液腺疾病（如干燥综合征、唾液腺肿瘤、IgG4 相关性疾病）、头颈部放疗、糖尿病及多种处方药物的副作用等。目前临床上治疗口干以药物缓解症状为主，如局部或全身应用促进唾液分泌的药物。

专家说

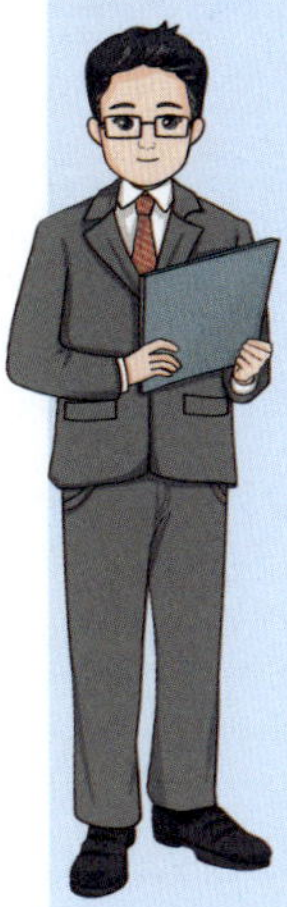

除药物治疗外，以下方法也可缓解口干症状。

（1）唾液替代品： 唾液替代品的特点及成分均模拟天然唾液，具有润滑口腔黏膜、抗菌、缓冲、免疫调节、再矿化等作用。某些情况无法使用唾液兴奋剂或唾液腺损伤不可逆转时，可以选择唾液替代物来缓解口干症状。

（2）生活习惯及个人日常维护： 注意饮食均衡，干稀搭配，不宜进食过咸食物，控制食盐摄入量，适当进食含水量较高的水果；增加饮水频率、饮用牛奶等具有润滑口腔黏膜的饮料也有助于减轻口干引起的不适；口服无糖酸性含片或咀嚼无糖口香糖持续刺激唾液分泌，也是缓解口干的一种有效方式。此外，根据医嘱和自身口腔健康状况，合理选用不同功效的漱口水既可以改善口干症状，还能一定程度上减少唾液分泌不足对口腔健康带来的负面影响。

（3）物理治疗：采用针灸或热敷促进局部血液循环，以缓解口腔黏膜干燥不适症状；利用超声波或电刺激刺激唾液腺，通过兴奋自主神经系统来增加外周血流量，促进唾液分泌。

（4）易感因素的管理：一些全身性疾病如糖尿病、干燥综合征、焦虑症、抑郁症等会伴有口干症状，并且该类疾病的多种处方药物也会加重口干症状。对于上述原因引起的口干，应针对病因，以积极治疗原发疾病为主。还有一些不良习惯如吸烟、饮酒、口呼吸等与口干关系密切，应采取相应措施给予控制。

（秦力铮）

关键词：下颌下腺结石　内镜　碎石术

2. 下颌下腺结石可以不手术吗

较大的结石常常不能自行排出体外，引起相应症状反复发作。在符合手术适应证的前提下，一般首选手术方式将结石取出，或者根据病情需要，连同下颌下腺一并摘除。

专家说

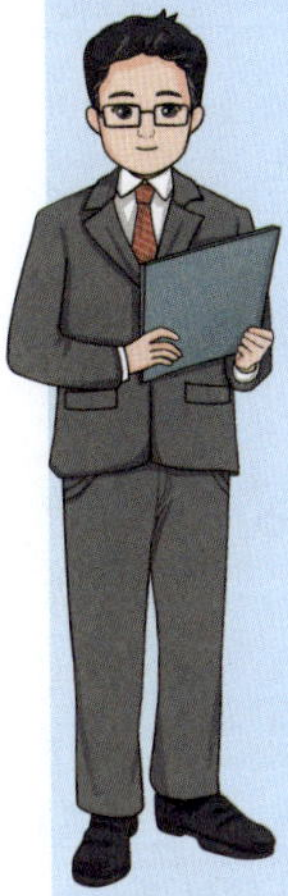

除手术外，根据结石的大小、位置和数量不同，还可尝试以下多种治疗措施。

（1）保守治疗：位于导管内的较小结石，症状较为轻微，可首先尝试保守治疗的方法促进结石自行排出，通常能取得较好的效果，如口含酸性食物以增加唾液分泌、自行从后向前按摩腺体促进唾液排空等，或者由医生进行局部导管冲洗，必要时配合应用抗生素预防或控制下颌下腺感染。

（2）内镜取石术：利用唾液腺内镜直视下直接探查、定位并取出结石。此方法微创，适用于较小结石及多发性小结石。

健康加油站

唾液腺内镜技术是什么

唾液腺内镜技术是近年来逐渐成熟并应用于临床唾液腺疾病诊治的新技术。运用该技术可以通过导管口进入导管内部，在直视下辅助使用特制器械进行唾液腺结石的取出、导管扩张和冲洗等操作。该技术不仅具有微创的优点，相较传统的保守治疗，还能大大提高唾液腺疾病的治疗效果，在未来唾液腺疾病的临床诊疗中具有广阔的应用前景。

（秦力铮）

3. 切除唾液腺后会引起口干吗

关键词

唾液腺　口干

唾液腺作为人体中至关重要的腺体，在维护口腔健康和保障整体生理功能方面发挥着多方面的支持作用。在某些特定情况下可能需要切除唾液腺。那么，切除唾液腺后，是否会引起口干的症状？

专家说

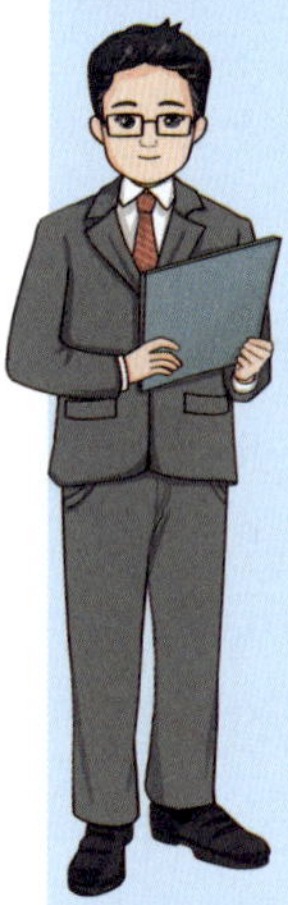

人体有三对大唾液腺：腮腺、下颌下腺、舌下腺。静息状态下腮腺的唾液分泌量占唾液分泌总量的22%~30%，下颌下腺占60%~65%，舌下腺占2%~4%；此外，还存在腭腺、唇腺、颊腺等小唾液腺，唾液分泌总量小于10%。因此，部分唾液腺切除后仍然有其他腺体代偿，切除单个唾液腺一般不会引起口干症状。但当患者切除半数以上的大唾液腺时，可能会出现唾液流量的显著下降。手术后患者可能会面临长期的口干症状，这不仅影响口腔健康，还可能导致吞咽困难和口腔感染的风险增加。

若医生在评估后确定患者存在病理性口干，可以采用人工唾液、乙基纤维素和黏液素等增加口腔表面的润滑作用，或者用催唾剂刺激唾液的分泌，例如茴三硫、毛果芸香碱等。

（秦力铮）

4. 早起发现**腮帮子发胀**，并且在吃饭时症状加重，怎么办

关键词

腮腺 腮腺炎 结石

清晨醒来，发现自己的腮帮子莫名发胀，并且随着咀嚼动作而愈发明显，这是哪里出现了问题？

专家说

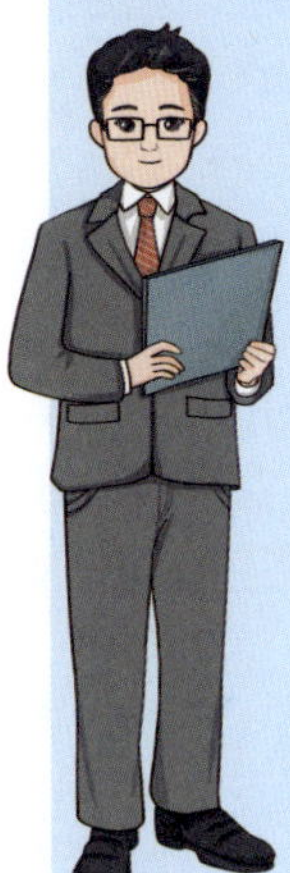

早上起来如果发现腮帮子发胀，并且在吃饭时症状加重，这很可能与唾液腺疾病有关。唾液腺中最大的腺体——腮腺，作为口腔周围的重要腺体，负责分泌唾液以辅助消化和保持口腔湿润，当腮腺功能或结构出现以下异常时，可能引发腮帮子肿胀、疼痛等不适症状。

（1）慢性复发性腮腺炎：这是一种由感染、免疫功能障碍、药物影响等引起的疾病。慢性唾液腺炎的病因有很多，常见的包括细菌、病毒感染。

（2）慢性阻塞性腮腺炎：又称“腮腺管炎”，是腮腺管口狭窄、唾液腺结石等阻塞性因素导致腺体流出受阻，从而引起的腮腺慢性炎症。这种情况通常会导致唾液流动受阻，从而引发与进食相关的周期性腺体肿胀和疼痛。

如果出现这种情况，建议及时就医检查，进行口腔检查和必要的辅助检查，如X线检查、唾液腺造影等，以明确诊断。一旦确诊，根据病因采取相应的治疗措施至关重要。对于唾液腺炎，患者可遵医嘱使用抗菌消炎药物或进行手术治疗，同时配合止痛药缓解症状。

除药物治疗和手术治疗外，生活调理亦不容忽视。患者应选择温和、无刺激的口腔清洁产品，避免刺激唾液腺。同时，避免进食过硬、过酸、过辣等刺激性食物，以减少对唾液腺的刺激。增加水分摄入，保持口腔湿润，有助于缓解腮帮子肿胀的症状。此外，保持良好的生活习惯，如规律作息、充足睡眠、适度运动等，也有助于增强身体免疫力，促进唾液腺疾病的康复。

（秦力铮）

5. 下颌下腺结石取出后还会复发吗

唾液腺结石病是常见的唾液腺非肿瘤疾病。85%左右的唾液腺结石病发生于下颌下腺，结石的存在常使唾液排出受阻，甚至继发感染。临床上可以采用保守治疗、取石术、碎石术等方式去除结石，不少患者能取得良好的治疗效果，但也有患者担心结石取出后的复发问题。

专家说

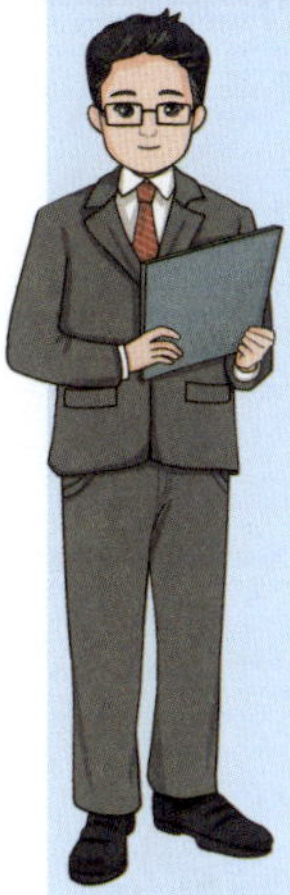

唾液腺结石病的复发有多个可能因素。

(1)微结石和残余碎片：微结石和腺体内的残余碎片是结石复发的一个主要因素。这些微小的结石和碎片可能在唾液腺内长期存在，并且在治疗后也未完全清除，从而增加了复发的风险。

(2)治疗方式：在治疗唾液腺结石时，采用的治疗方式也可能影响复发的风险。内镜技术可以有效扩张导管、进行灌洗，减少环境中的微生物，防止复发。

(3)患者的年龄和性别：唾液腺结石的发生可见于任何年龄，其中以 20~40 岁青、中年多见，通常无明显性别差异，但结石的复发可能与性别有关，有研究显示，结石复发患者中女性多于男性。

(4)饮食与生活方式：饮食中的水分摄入不足、盐分过高、缺乏某些维生素和矿物质都会影响唾液的组成和分泌，从而间接导致结石的形成。保持充分的水分摄入和健康的饮食习惯对预防唾液腺结石的复发至关重要。

(5)结石的位置：下颌下腺导管较长且走行迂曲，唾液逆重力向上分泌，钙盐易沉积，因此下颌下腺是唾液腺结石最常见的发生部位，其取石术也更加复杂。因此，下颌下腺结石的复发率较其他腺体更高。

健康加油站

如何预防唾液腺结石的复发

（1）保持良好的口腔卫生：定期刷牙和使用漱口水，以减少口腔内细菌的数量。

（2）增加水分摄入：保持充足的水分摄入，促进唾液的分泌，减少结石形成的风险。

（3）定期检查：定期前往口腔科进行检查，以便早期发现并处理潜在的问题。

（4）饮食调整：避免高钙、高草酸的食物，并增加富含维生素 C 的食物的摄入，以帮助改善唾液的质量。

（秦力铮）

关键词 流涎 吞咽障碍 肉毒毒素

6. 口水过多，注射肉毒毒素治疗有效吗

流涎是指由诸多病理因素引起的唾液（即口水）分泌增多或唾液吞咽障碍，致使唾液从口腔中大量流出的现象。过多的唾液会影响患者的社交生活，降低生活质量。唾液过多常见于神经系统疾病的患者，近年来，肉毒毒素因其有效抑制唾液分泌的特性而备受关注。

专家说

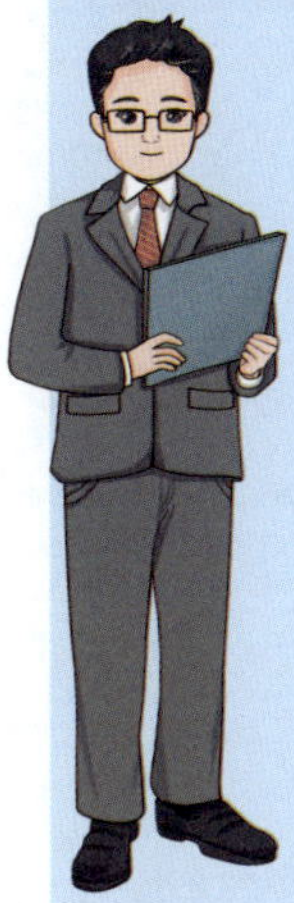

成人患者的流涎可能是帕金森病、焦虑情绪等引起的，研究表明，肉毒毒素注射在治疗中枢神经系统疾病患者的流涎方面是安全且有效的。这种治疗方法可以显著减少唾液分泌，并改善患者的生活质量，有利于患者社交。即便在反复注射的情况下，注射肉毒毒素的安全性仍然较高。长期随访的结果表明，大多数患者在接受多次注射后没有出现严重的不良反应。

尽管肉毒毒素注射是相对安全的，但仍有部分患者出现了不良反应。这些不良反应通常是暂时的，且在治疗后会逐渐消失。常见的不良反应包括口干，吞咽困难，注射部位的疼痛、肿胀等，注射肉毒毒素的剂量可能与不良反应的发生有关。

健康术语

肉毒毒素

肉毒杆菌分泌的强毒性外毒素，能有效地抑制外周胆碱能神经元释放乙酰胆碱到轴突肌肉连接处，引起松弛性瘫痪。这种外毒素因肉毒杆菌菌株不同而异，均由重链和轻链通过二硫键连接形成异源二聚体。轻链具有蛋白酶活性，切割乙酰胆碱分泌颗粒表面的蛋白质。

（秦力铮）

二

唾液腺
肿瘤疾病

7. 耳垂周围肿起来会是恶性肿瘤吗

关键词：腮腺炎　腮腺肿瘤　自身免疫性疾病

“肿”往往意味着肿瘤的发生，恶性肿瘤令人闻之色变。耳垂周围存在一对大唾液腺即腮腺，那么当耳垂周围肿大，是不是代表了腮腺恶性肿瘤的发生？

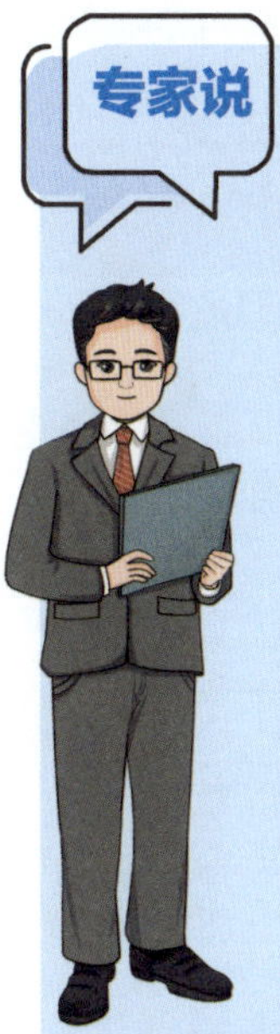

“肿”并不一定意味着恶性肿瘤的发生，炎症、良性肿瘤及一些自身免疫病亦是常见的可能原因，耳垂周围，即腮腺区域的“肿”，可能有以下几种情况。

（1）腮腺炎

1）急性化脓性腮腺炎：细菌感染导致的急性炎症，常见于机体抵抗力低下时，可出现持续性疼痛或跳痛，皮肤发红、水肿，张口受限，可伴有发热、脉搏呼吸增快等症状。

2）慢性阻塞性腮腺炎：表现为腮腺反复肿胀，轻微压痛，约半数与进食有关，部分患者腮腺肿胀与进食无明显关联，晨起感到腮腺区肿胀，自行按摩后可有“咸味”液体流到口内，随之局部有松快感。

（2）腮腺肿瘤

1）腮腺良性肿瘤：腮腺肿瘤中，良性肿瘤占大多数，约75%，多为生长缓慢的无痛性肿块，多为无意中发现，表面光滑或呈结节状，不会出现面瘫症状，以多形性腺瘤、腺淋巴瘤常见。

2）腮腺恶性肿瘤：恶性肿瘤约占腮腺肿瘤的25%，多有疼痛症状，生长较快，可能侵犯神经导致面瘫症状，或者侵犯皮肤导致表面破溃，以黏液表皮样癌多见。

（3）自身免疫性疾病

1）干燥综合征：多见于中年女性，主要表现为眼干、口干、唾液腺及泪腺肿大，可伴有类风湿关节炎、系统性红斑狼疮等自身免疫病。腮腺肿大为弥漫性，边界不清楚，唾液分泌较少，倘出现继发感染，可伴有压痛。由于唾液分泌较少，患者有明显口干症状，龋病发生率增加，可出现猛性龋。

2）IgG4相关唾液腺炎：多表现为双侧腮腺或下颌下腺的无痛性对称性肿大，可同时伴有泪腺肿大，可有轻度口干症状而无眼干，可能累及胰腺、甲状腺等全身多个脏器，大多数患者可有血清IgG4升高。

（秦力铮）

8. 舌头下长了**淡蓝色的水疱**，戳破之后又长起来了是怎么回事

关键词

黏液囊肿　舌下腺囊肿　小唾液腺黏液囊肿

发现舌头下方出现了淡蓝色“水疱”样的包块，不小心戳破或咬破了后，它还会再次生长出来。这种情况究竟是由什么引起的呢？

专家说

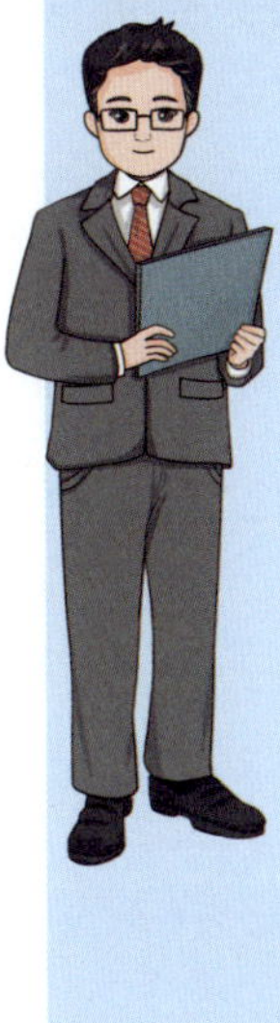

这种淡蓝色的水疱往往是唾液腺黏液囊肿的表现，广义的唾液腺黏液囊肿包括舌下腺囊肿和小唾液腺黏液囊肿，是一种常见的唾液腺良性瘤样病变，由于唾液腺导管破裂或阻塞，黏液潴留或外渗，从而形成软组织囊肿。

舌下腺囊肿又称“蛤蟆肿”，常见于青少年，往往出现在单侧口底，也有时可扩展至对侧，囊肿为浅蓝紫色，较大者可将舌头抬起。囊肿被戳破后，会流出蛋清样液体，随后囊肿消失。一段时间后，唾液重新积聚，囊肿会再次出现。虽然舌下腺囊肿为良性疾病，但囊肿较大时，仍可能引起吞咽及语言困难，甚至影响呼吸。

小唾液腺黏液囊肿的临床表现与舌下腺囊肿有相似之处，呈浅蓝色、半透明的小泡，看起来像水疱，

这种病变多发生于舌尖腹侧或下唇，这是因为舌头运动时经常被下颌前牙摩擦，以及咬下唇动作使黏膜下的小唾液腺受伤。小唾液腺黏液囊肿大小不等，戳破后可流出蛋清样透明黏稠液体，之后囊肿消失。破裂处愈合后，再次充满黏液，囊肿再次出现。多次破损后，病变会表现为较厚的白色瘢痕样突起，囊肿的透明度下降。

黏液囊肿，最好不要自行戳破，也要尽量避免不慎咬破，因为这样不仅不能根治问题，还可能引起感染、疼痛加剧等问题，影响后续的临床治疗效果。正确的做法应当是及时就医，由专业的口腔科医生进行诊断。一方面，黏液囊肿存在“不治而愈”的可能；另一方面，对于长时间不能自愈的患者，最常见的治疗方式为手术切除，尤其对舌下腺囊肿而言，切除舌下腺方可根治。此外，小唾液腺黏液囊肿可酌情行碘酊注射，以破坏上皮细胞使其失去分泌功能，从而起到治疗效果。

（秦力铮）

第六章

颞下颌关节疾病

一

颞下颌关节疾病的基本认知与预防

1. 哪些日常活动会影响**颞下颌关节**的健康

关键词

颞下颌关节 日常活动

颞下颌关节是人体中最为复杂的关节之一，在咀嚼、语言、呼吸等日常活动中起着至关重要的作用。然而，很多我们习以为常的活动都可能会对颞下颌关节的健康产生不良影响。那么，哪些日常活动会影响颞下颌关节的健康呢？

专家说

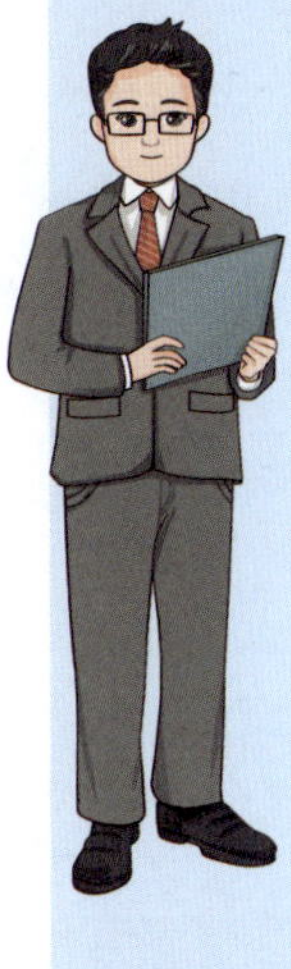

可能影响颞下颌关节健康的日常活动及相应的建议

（1）过度咀嚼硬物：咀嚼冰块、坚果等硬物会对颞下颌关节产生很大的压力，容易导致关节磨损和损伤。建议避免频繁咀嚼硬物。

（2）长时间嚼口香糖：会使颞下颌关节持续处于紧张状态，导致肌肉疲劳和关节疼痛。建议适度嚼口香糖，每次不超过 15 分钟。

（3）咬指甲：不仅会损伤指甲，还会使颞下颌关节过度使用，增加关节压力。建议通过涂指甲油或佩戴护指套等方法来改掉咬指甲的习惯。

（4）单侧咀嚼：长期单侧咀嚼会导致颞下颌关节两侧肌肉力量失衡，容易引发关节问题。建议均衡使用两侧牙齿进行咀嚼，避免偏侧咀嚼。

（5）不良姿势：长期低头看手机或电脑会导致颈部肌肉紧张，进而影响颞下颌关节的健康。建议保持良好的坐姿和站姿。

（6）磨牙症：会对颞下颌关节产生巨大的压力，导致关节疼痛和肌肉疲劳。建议夜间配戴咬合板，以减轻磨牙带来的不良影响。

（7）运动损伤：激烈或对抗性强的运动可能导致颞下颌关节的损伤。建议配戴护齿套进行体育活动，尽量避免头部和下颌直接受到冲击。

健康加油站

如何维护颞下颌关节的健康

日常可以进行一些简单的颞下颌关节放松练习，如轻轻按摩关节区域，进行张口、闭口动作练习等。保持良好的口腔卫生和定期口腔检查也至关重要。

健康术语

颞下颌关节

由下颌骨髁突、颞骨下颌窝和关节结节、关节盘、关节囊、关节韧带组成，左右合成一联动关节，承担张口、闭口和咀嚼运动（图 6-1）。

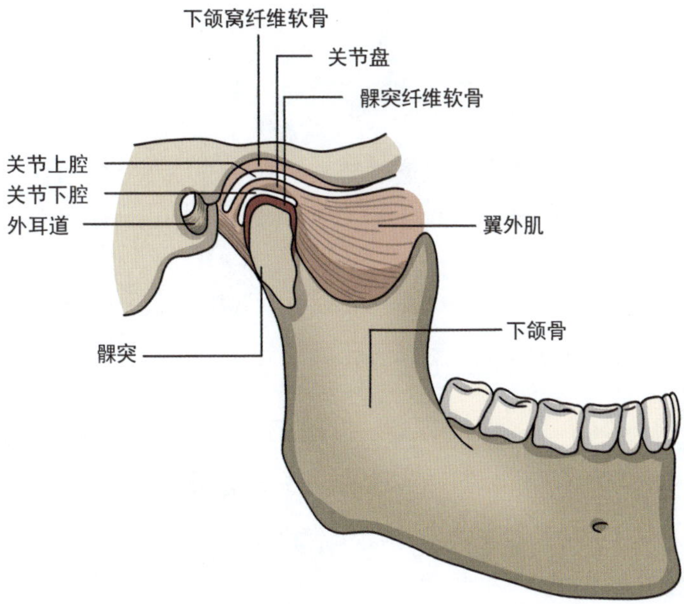

图 6-1　颞下颌关节

（王　福）

2. 颞下颌关节紊乱病的早期信号有哪些

关键词
早期信号　疼痛　下颌运动异常　关节弹响

在日常生活中，我们常常会忽视一些小的身体信号，尤其是口腔颌面部方面的问题。然而，这些小信号可能是颞下颌关节紊乱病（temporomandibular disorders，TMD）的早期征兆。那么，颞下颌关节紊乱病的早期信号有哪些？我们该如何应对呢？

专家说

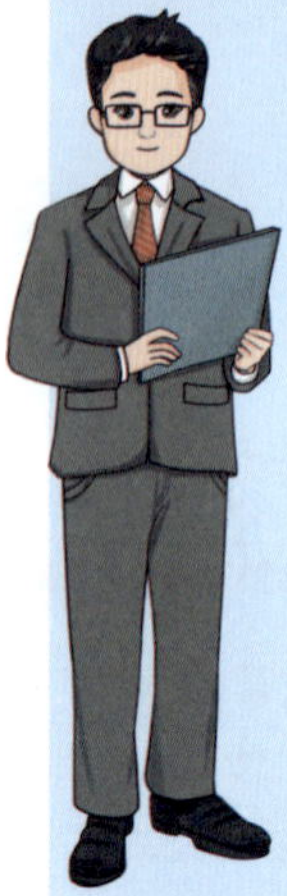

颞下颌关节紊乱病的早期信号有哪些

早期识别颞下颌关节紊乱病的信号非常重要，以便采取及时的治疗措施。以下是一些常见的早期信号。

（1）面部疼痛：疼痛可能局限于关节附近，也可能扩散到耳朵、颈部和肩膀区域。

（2）关节弹响：在张口或闭口时，如果听到关节发出“咔哒”声，这表明关节盘可能存在位移的情况。这种声音常常伴随着轻微的疼痛或不适。

（3）张口受限：嘴巴开合的范围变小，或者张口时感到关节卡住。

（4）头痛和耳痛：颞下颌关节紊乱病常常与慢性头痛和耳痛相关。这些疼痛可能误认为是偏头痛或耳部感染，但实际上可能是由颞下颌关节问题引起的。

如何应对早期信号

（1）及时就医：如果发现自己有上述症状，建议尽快咨询口腔科或颞下颌关节专科医生。早期诊断和治疗可以有效防止症状加重。

（2）自我护理：在医生指导下，可以通过热敷或冰敷、适度的下颌运动训练等方法来缓解疼痛和改善症状。

（3）避免诱因：尽量避免咀嚼硬物、张大嘴打哈欠等可能加重症状的行为。同时，保持良好的口腔卫生习惯，避免磨牙，可以减轻颞下颌关节的负担。

（4）**物理治疗**：在专业医生的指导下，进行物理治疗，如按摩、理疗等也可以显著缓解症状。

健康术语

颞下颌关节紊乱病

并非指单一疾病，而是病因尚未完全清楚而又有相同或相似临床症状的一组疾病的总称。一般都有颞下颌关节区和/或咀嚼肌肌痛，下颌运动异常并伴有功能障碍，以及关节弹响、破碎音和杂音等三类症状。颞下颌关节紊乱病多数为功能紊乱性质，一般都有自限性。

（王　福）

二

颞下颌关节疾病的症状与诊断

3. 咀嚼肌痉挛、张不开嘴是怎么回事

关键词

咀嚼肌痉挛　下颌卡住　颞下颌关节

日常生活中，很多人可能会遇到下颌突然卡住、张不开嘴或咀嚼肌痉挛的情况，这些现象往往会让人感到不适，甚至恐慌。那么，这些问题是否与颞下颌关节有关呢？

专家说

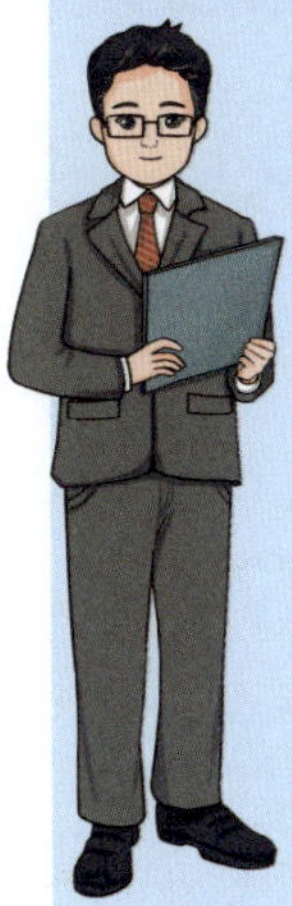

咀嚼肌痉挛、张不开嘴及下颌卡住等问题确实可能与颞下颌关节有关。

（1）咀嚼肌痉挛：咀嚼肌出现持续性疼痛，疼痛常沿肌肉走行区域放射到颞部（太阳穴区域）、颈外侧或枕部（即后脑勺）。触摸按压受累肌肉区域时，肌肉发硬。早晨时疼痛相对比较轻微，在咀嚼和大张口时疼痛加剧，多伴有下颌运动受限。患者可伴有耳鸣、眩晕、牙痛、头痛等症状。正确的做法如下。

1）热敷：用热毛巾敷在咀嚼肌部位，可以帮助缓解肌肉紧张。

2）按摩：轻柔按摩咀嚼肌，促进血液循环，减轻痉挛。

3）放松练习：进行面部放松练习，如张合嘴巴，轻轻左右运动下颌。

（2）张不开嘴：可能是颞下颌关节炎症或咀嚼肌痉挛引起的。可以尝试以下方法。

1）避免硬食：吃软食，减少对颞下颌关节的压力。

2）冷敷和热敷交替：冷敷可以减轻炎症，热敷则有助于放松肌肉。

3）物理治疗：在医生指导下进行物理治疗，如超声波治疗、关节松动术等。

4）咬合板治疗：在医生指导下配戴咬合板，如稳定性咬合板或再定位咬合板。

（3）下颌卡住：多由颞下颌关节紊乱综合征引发，常因关节盘移位或咀嚼肌痉挛加重所致。症状表现为下颌突然“卡住”，无法正常张口或闭口，伴随明显酸胀感，部分患者会出现关节弹响、疼痛，严重时可能导致下颌偏斜。处理方式如下。

1）及时就医：由医生进行专业的下颌复位治疗。

2）避免硬食：吃软食，减少对颞下颌关节的压力。

3）冷敷和热敷交替：冷敷可以减轻炎症，热敷则有助于放松肌肉。

健康术语

颞下颌关节脱位

是指髁突滑出关节窝以外，超越了关节运动的正常限度，以致不能自行复回原位者。按性质可分为急性脱位、复发性脱位、陈旧性脱位；临床上以急性和复发性前脱位较常见（图 6-2）。

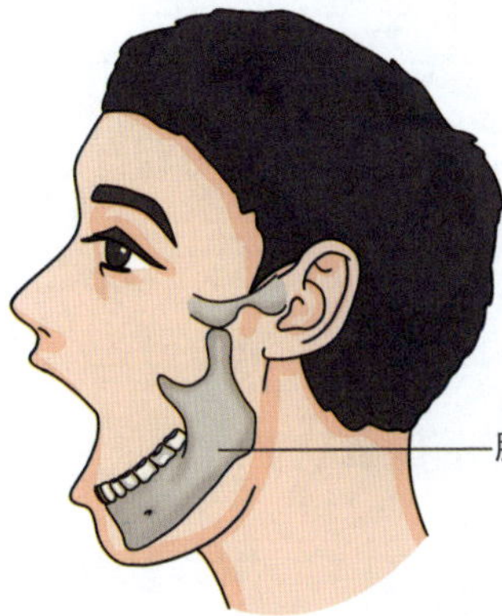

图 6-2　颞下颌关节脱位

（王　福）

关键词

面部外伤　颞下颌关节　颞下颌关节疾病

4. 面部外伤如何引发颞下颌关节疾病

在日常生活中，意外的面部外伤可能会对我们的健康产生意想不到的影响。其中，颞下颌关节疾病就是一种常见的结果。那么，面部外伤是如何引发这种疾病的呢？

专家说

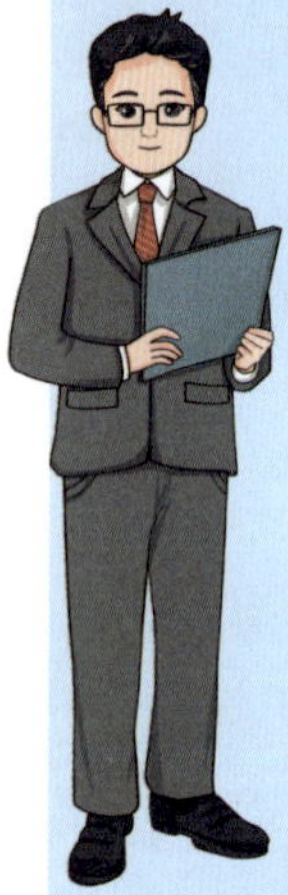

面部外伤可以通过几种机制引发颞下颌关节疾病。

（1）直接损伤：外伤可能直接影响颞下颌关节结构，包括关节盘、韧带和骨骼，导致短期或长期的功能障碍。

（2）肌肉损伤：外伤可能导致咀嚼肌肉损伤或紧张，进而对关节施加不正常的压力，影响正常功能。

（3）炎症反应：外伤可能引发局部炎症，导致关节周围软组织肿胀，并影响关节运动。

（4）错位或脱位：剧烈外力可能导致关节盘移位或下颌脱位，影响正常的咬合和关节运动。

（5）愈合过程：在愈合过程中，可能形成瘢痕组织或颞下颌关节强直，进一步影响关节的正常功能。

如出现颞下颌关节不适，应及时就医，进行适当的诊断和治疗。

（王　福）

5.“牙齿矫正”有助于预防或缓解颞下颌关节疾病吗

关键词

矫治　错𬌗畸形　颞下颌关节疾病

许多人因牙齿咬合不良或其他口腔问题而感到困扰。如果这些问题得不到及时的矫治，可能会引发一系列的健康问题，其中就包括颞下颌关节紊乱病。那么，正畸治疗（即“牙齿矫正”）是否能有效预防或缓解颞下颌关节疾病呢？

专家说

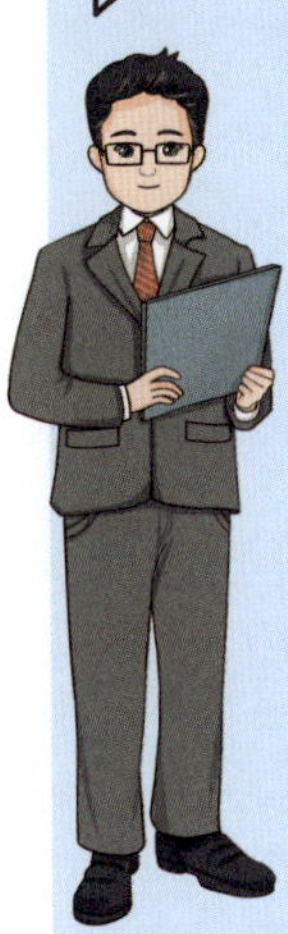

正畸治疗可以通过调整牙齿的排列和咬合关系，来预防或缓解颞下颌关节紊乱病的发生。

（1）矫治错𬌗畸形：错𬌗畸形是颞下颌关节紊乱病的一个常见诱因，会导致颞下颌关节受到不均匀的压力，从而引起关节疼痛和功能障碍。通过矫治错𬌗畸形，可以改善咬合模式，促进颌骨发育，从而减轻颞下颌关节的压力。

（2）改善牙齿排列：牙齿拥挤或间隙过大不仅影响美观，还会导致咀嚼时力量分布不均匀，进一步加重颞下颌关节的负担。正畸治疗可以重新排列牙齿，使其更加整齐，从而提高咀嚼效率，减轻颞下颌关节的负担。

（3）减少关节磨损：由于不良咬合和牙齿排列不整齐，颞下颌关节在咀嚼时可能会受到不正常的摩擦和磨损。通过正畸治疗，可以降低这种异常磨损的发生概率，从而预防或缓解颞下颌关节紊乱病。

健康术语

错𬌗畸形

是指儿童在生长发育过程中，受遗传和环境等各种诸多因素的影响，产生牙齿、颌骨、颜面的发育畸形（理想正常𬌗是指上下颌牙齿全部存在，排列整齐，有良好的尖窝相对的接触关系，颌骨发育正常，牙弓形态好），影响面容的美观和健康。

（王　福）

三

颞下颌关节疾病的治疗与管理

6. “下巴脱位”如何应急处理

关键词：下巴脱位 关节囊松弛 应急处理

无论是打哈欠、咀嚼食物，还是意外跌倒，都可能遇到颞下颌关节急性前脱位（即“下巴脱位”）的情况。面对突如其来的颞下颌关节急性前脱位问题，很多人往往不知所措。那么，颞下颌关节急性前脱位时应该如何应急处理呢?

专家说

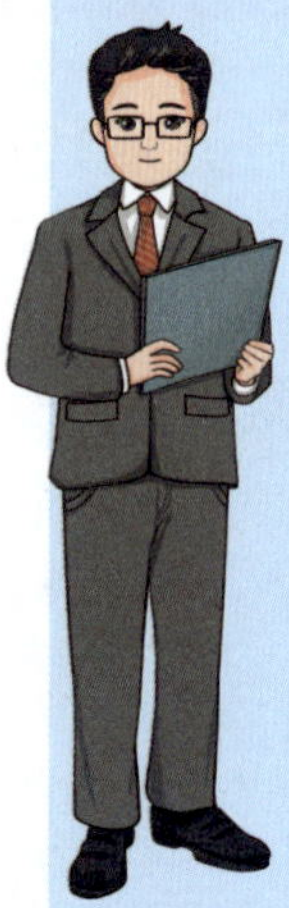

颞下颌关节急性前脱位，应急处理步骤如下。

（1）保持冷静：首先要保持冷静，不要过度紧张或用力过猛，以免加重伤情。非专业人员不应尝试自行复位下颌，以免造成进一步的伤害。

（2）固定下颌：尽量用手托住下颌，防止下颌进一步移位。可以用毛巾或纱布包裹下颌进行简单固定。

（3）冷敷：使用冰袋或冷毛巾敷在颞下颌关节部位，以减少肿胀和疼痛。冷敷时间不宜超过 15 分钟，每隔 1 小时进行 1 次。

（4）就医：复位方法分为口内复位法和口外复位法。

（5）限制下颌运动：下颌复位后，为了使被牵拉过度受损的韧带、关节盘诸附着和关节囊得到修复，必须在复位后固定下颌 14 天左右，限制开颌运动。固定的方法以颅颌绷带最为简便、适用（图 6-3）。如果复位未得到固定，或者固定时间太短，被撕裂的组织未得到完全修复，可引发复发性脱位及颞下颌关节紊乱病。

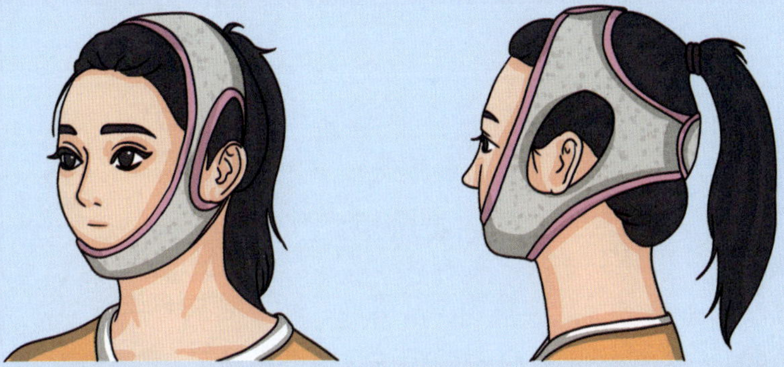

图 6-3　限制下颌运动

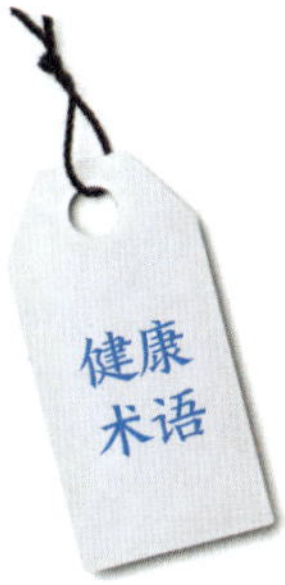

颞下颌关节急性前脱位

由于外力作用或关系结构异常，颞下颌关节头超越正常的运动限度，脱离关节凹而不能自行复位，称为颞下颌关节急性前脱位，临床表现主要有语言不清，下颌运动失常，关节凹空虚，分为单侧脱位和双侧脱位。

（王　福）

7. 颞下颌关节紊乱病会影响全身其他部位的健康吗

关键词

全身健康 心理健康 睡眠障碍

颞下颌关节紊乱病不仅会引起口腔颌面部的不适，还会影响全身健康。

专家说

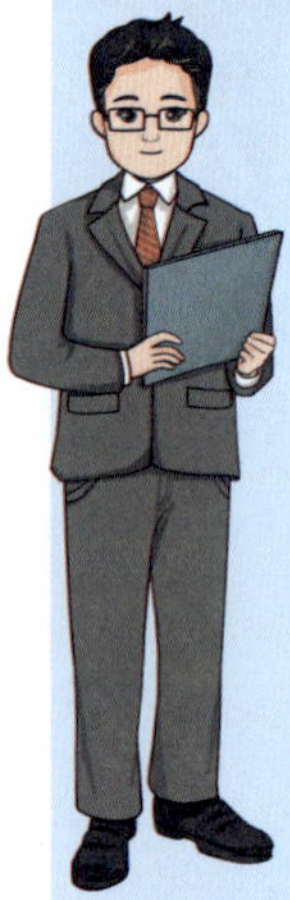

颞下颌关节紊乱病不仅是局部问题，还可能对全身健康产生多方面的影响。

（1）头痛和颈部疼痛： 颞下颌关节与头部、颈部的神经和肌肉密切相关。颞下颌关节功能异常，可能导致紧张性头痛和颈部肌肉紧张。这种疼痛可以持续影响个人生活质量。

（2）耳鸣和听力问题： 由于颞下颌关节靠近耳朵，颞下颌关节紊乱病可能引起耳鸣、耳堵感和听力下降。

（3）睡眠障碍： 颞下颌关节紊乱病常与睡眠障碍，如阻塞性睡眠呼吸暂停低通气综合征有关。颞下颌关节的紊乱可能导致磨牙症，进一步干扰睡眠质量，进而影响全身的健康。

（4）心理健康： 长期的颞下颌关节疼痛和功能障碍可能导致心理问题，如焦虑和抑郁。慢性疼痛和生活质量下降相互影响，使得患者情绪低落。

（5）消化系统问题：由于颞下颌关节紊乱病患者在咀嚼过程中感到不适，他们可能会选择不咀嚼或少咀嚼食物，导致消化不良和其他胃肠道问题。

健康术语

阻塞性睡眠呼吸暂停低通气综合征

是在睡眠过程中，多种原因引起上气道部分或完全塌陷，出现呼吸暂停和低通气现象的疾病。

（王 福）

关键词

中医 针灸 穴位

8. 中医（如针灸）可以治疗颞下颌关节紊乱病吗

在日常生活中，颞下颌关节紊乱病常常困扰着许多人。这种疾病不仅会导致咀嚼困难，还可能引发头痛、耳鸣等一系列问题。许多患者在西医治疗无效的情况下，开始寻求中医治疗的途径。那么，中医治疗，特别是针灸，能否有效治疗颞下颌关节紊乱病呢？

专家说

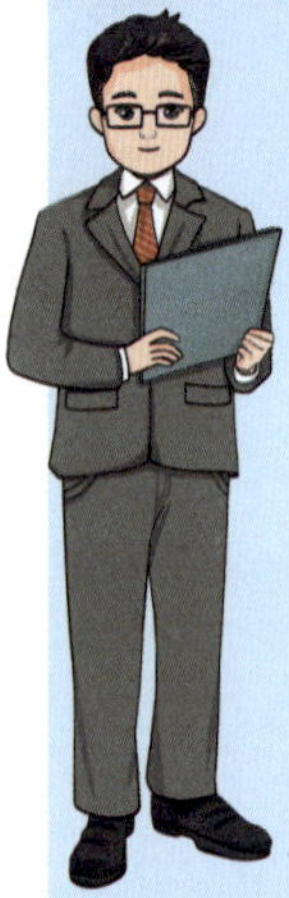

针灸作为中医的传统疗法之一，已被证明在缓解疼痛和调节机体功能方面具有显著疗效。根据多项研究，针灸能够有效缓解颞下颌关节紊乱病的症状。

首先，针灸可以调节局部血液循环，减轻炎症和疼痛。例如，合谷穴、颊车穴和下关穴是治疗颞下颌关节紊乱病的常用穴位。通过刺激这些穴位，可以促进血液流动，减轻肌肉紧张，从而缓解症状。

其次，针灸还能通过神经调节作用，减少疼痛感。研究表明，针灸能够刺激体内的内啡肽和血清素的释放，这些物质可以有效缓解疼痛和焦虑。此外，针灸还可以调节自主神经系统，改善睡眠质量，有助于整体健康状况的提升。

不过需要注意的是，针灸治疗颞下颌关节紊乱病因人而异，效果因个体差异和具体病情而有所不同。因此，建议患者在接受针灸治疗前，先咨询专业中医，根据自身情况制订个性化的治疗方案。

通过针灸治疗颞下颌关节紊乱病的理论基础，主要是中医的经络学说和气血理论。颞下颌关节紊乱病多由气滞血瘀、肝肾不足、湿热内蕴等导致。针灸通过调节经络气血，疏通瘀滞，达到治疗的目的。

健康术语

合谷穴

位于手背、拇指和示指之间的肌肉隆起处。常用于缓解面部和颞下颌关节的疼痛。

颊车穴

位于下颌角的前上方，咬紧牙关时咬肌隆起的最高处。主要用于缓解下颌的疼痛。

下关穴

位于耳前方、颧弓下缘凹陷处，张口时凹陷明显。对颞下颌关节疼痛有缓解作用。

（王　福）

第七章

口腔正畸

一

成人正畸的特点

1. 正畸治疗有年龄限制吗

作为 WHO 认定的三大口腔疾病之一，错殆畸形是常见的口腔问题，在我国发病率高达 70%。“牙齿拥挤”“地包天”“小下巴”等问题不仅直接关系到患者的口腔功能，而且对颜值也有很大的影响。那么，作为矫治错殆畸形的主要医疗手段之一，正畸治疗是越早做越好吗？成年人能不能做正畸治疗呢？

关键词

儿童矫治　成人正畸　青少年

专家说

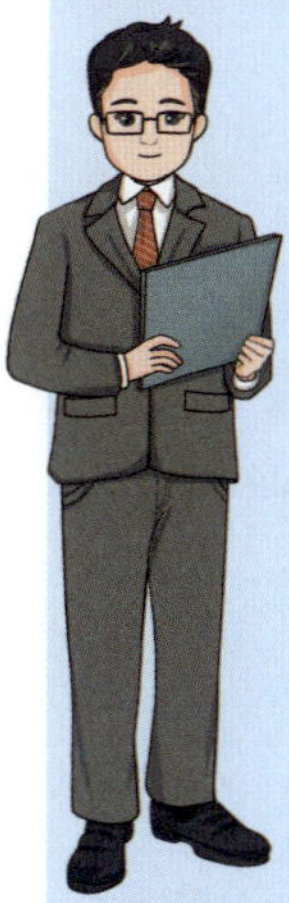

正畸治疗并没有严格的年龄限制，它适用于不同年龄段的人群，但不同年龄段进行正畸治疗的效果和考虑因素有所不同。

与青少年患者相比，虽然成人患者的牙列及颌骨已基本发育完成、生长潜力有限、组织改建能力相对较弱，且常伴有牙周病、龋病、牙缺失或颞下颌关节不适的问题，正畸治疗的难度增加；但多项调查表明，成人患者对正畸治疗效果的满意度较高。研究发现，错殆类型及矫治方案类似的成人与青少年疗效基本相同，而疗程的长短与患者的配合程度密切相关。因此，正畸治疗前，患者需要与医生进行充分沟通，明确治疗目标、难度、疗程、风险等问题，权衡利弊选择适宜的治疗方案；治疗期间也需要与医生密切配合，注意口腔卫生的维护；治疗结束后也不可掉以轻心，需要在医生的指导下配戴保持器，避免复发。

（韩向龙）

2. 成人正畸治疗 比青少年的疗程更长吗

关键词

成人正畸 颌骨发育

很多已经成年，但又想矫治错𬌗畸形的朋友，可能都听到过这样的话：“你都成年了，再做牙齿矫正没效果啦。”事实上，无论是青少年还是成人，只要错𬌗畸形影响到了口腔健康、正常咀嚼，或者在颜面美观上造成了困扰，都有必要进行正畸治疗。那么，成人进行正畸治疗的疗程是否会比青少年更长呢？

专家说

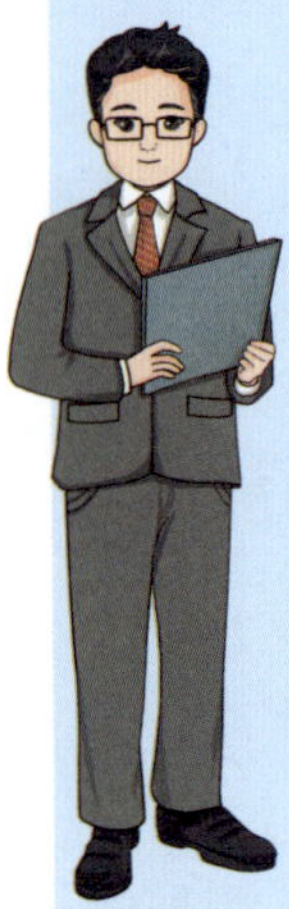

在同等的治疗难度下，成年人的矫治周期确实会比青少年长一些。

为什么成年人的正畸治疗疗程相对较长？首先，我们需要了解正畸移动的原理：正畸治疗是通过矫治器将力作用于牙齿、颌骨，从而引起牙齿周围支持组织或颌骨周围骨缝发生改建，使牙齿或颌骨产生移动来完成的。青少年由于生长发育旺盛，牙槽骨改建速度相对较快，牙齿移动起来也更快一些。然而，成年人的生长发育已完成，骨质相对致密，牙槽骨改建速度较慢，且颌骨生长潜力有限，已不宜采用功能矫治这种事半功倍的方法，所以正畸疗程会相对较长。

此外，随着年龄的增长，成年人口腔各组织器官均发生了不同程度的增龄性改变，如牙齿磨损、牙周病、颞下颌关节紊乱病等。因此，成人的正畸治疗较恒牙列初期健康牙列的青少年更精细和复杂，治疗时间也会相应延长。

虽然成人的牙移动速度相对较慢，但随着现代正畸技术的发展，成人和青少年的矫治效果并不会因年龄的差异而有太大差别。具体的治疗时间会根据个人的口腔健康状况、错䧺畸形的严重程度，以及所采用的矫治技术等因素而有所不同。

无论成人还是青少年，正畸治疗的成功都离不开患者与医生的紧密合作。在治疗过程中，患者需要严格按照医生的指导，定期复诊、遵循医嘱、维护口腔卫生、避免托槽（固定矫治器的重要部件）脱落等，这些都会影响正畸治疗的疗程长短。

正畸治疗是一个渐进的过程，需要耐心和时间来逐步调整牙齿位置以达到最佳的治疗效果。患者应与正畸医生保持良好的沟通，遵照医生的专业指导和治疗计划，予以密切配合。

（韩向龙）

关键词

成人正畸　牙套脸

3. 成人正畸治疗会导致“牙套脸”吗

所谓的“牙套脸”是指在正畸治疗过程中，患者面部轮廓发生变化，出现颊部及太阳穴处凹陷、颧骨突出、法令纹加深的现象

（图 7-1）。那么，成人正畸治疗真的会导致“牙套脸”吗？

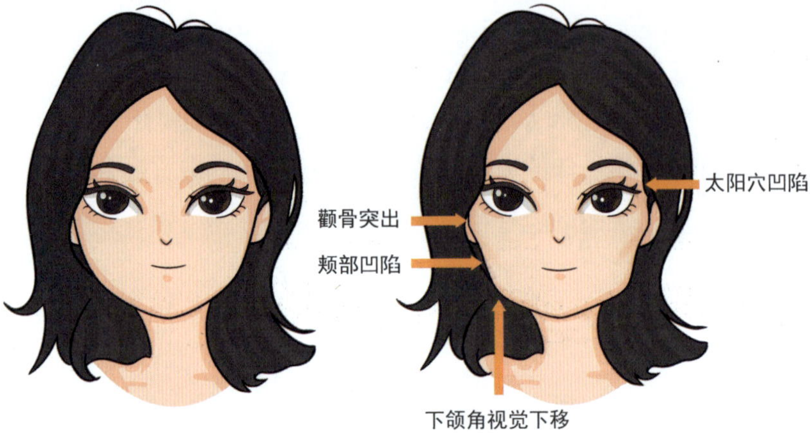

图 7-1 “牙套脸”

专家说

首先，我们需要明确的是，正畸治疗主要是通过牙齿移动来改善牙齿排列和咬合关系，恢复口腔功能和提升颜面部美观。牙移动的过程是渐进的，通常需要几个月甚至几年的时间，主要影响牙齿的位置和牙槽骨的改建变化；而面部轮廓主要由骨骼和肌肉决定，一般的正畸治疗难以导致明显的面部轮廓变化。通常较大范围的前牙内收与压低可减小唇部凸度，对面下 1/3 的美观有改善作用，但对面部其他软组织的影响非常有限。

其次，正畸治疗过程中的饮食习惯变化可能对面部轮廓产生一定影响。由于使用矫治器（即“牙套”）时可能会影响咀嚼，一些患者会选择相对更软的食物，减少咀嚼肌的使用，导致部分肌肉失用性萎缩，从而影响面部轮廓。然而，这种影响通常是暂时的，随着治疗结束后正常饮食习惯的恢复，面部轮廓也会逐渐恢复。

最后，面部脂肪会随着年龄增长逐渐减少，出现和“牙套脸”相似的面型。正畸治疗过程中患者对自己面部美观和牙列排齐情况非常关注，更容易注意到面部的细微变化。部分患者可能将面部的“增龄性”变化归结于正畸治疗中出现的“牙套脸”。

总结来说，成人正畸治疗通常不会导致所谓的“牙套脸”。牙齿移动对面部轮廓的影响有限，而正畸治疗过程中的饮食习惯变化可能会对面部轮廓产生一定影响，但这种影响通常是暂时的。患者可在正畸医生的指导下，采取适当的措施如主动锻炼咀嚼肌，预防肌肉的失用性萎缩。通过科学的分析和正确的认识，我们可以消除对“牙套脸”的担忧，更加自信地接受正畸治疗。

（韩向龙）

关键词

正畸 拔牙

4. 为什么有些**正畸治疗**需要**拔牙**

在人类的演化历程中，大脑的容量不断增长，口腔的空间却逐渐缩小。随着现代人饮食的精细化，我们不再需要过去那样强大的咀嚼力量，因此颌骨有逐渐缩小的趋势。当缩小的颌骨需要容纳与过去相同数量和大小的牙齿时，牙齿往往会因空间不足而出现拥挤、错位或无法正常长出的情况，所以需要通过拔牙来获得间隙、进行正畸治疗。

专家说

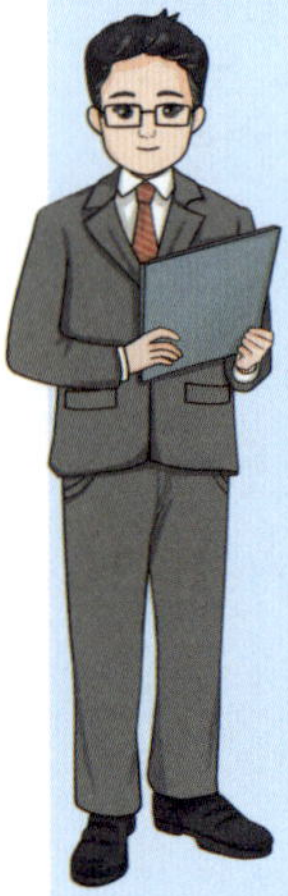

以下几种情况医生通常会选择拔牙正畸治疗（图 7-2）。

（1）牙齿拥挤：当口腔内所有牙齿的总体积过大，牙弓无法完全容纳，就会出现牙齿拥挤。拔牙能够使剩余的牙齿在牙弓中整齐排列。

（2）牙齿前突：俗称“龅牙”。如果是单纯的牙性前突和轻度的骨性前突，拔牙可以创造额外的空间，使得前突的牙齿重新排列和内收，从而改善美观和咬合关系。

（3）牙齿咬合异常：当患者存在一些异常的咬合关系，比如上颌牙盖住下颌牙太多、下颌牙咬在上颌牙外面，或者上下颌前牙无法咬合等情况，可能需要通过拔牙来改善咬合关系。

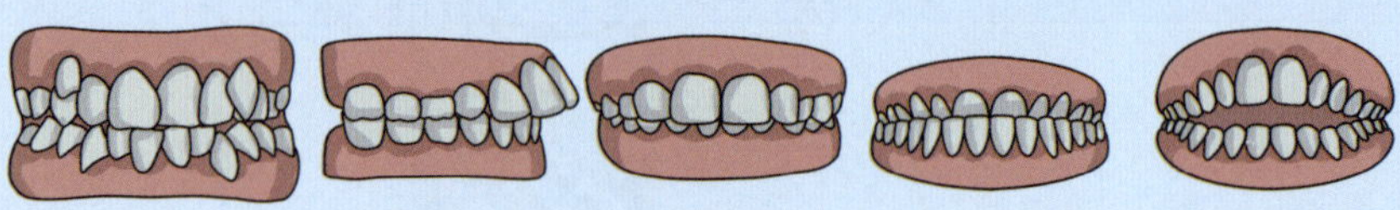

图 7-2　正畸拔牙的适应证

（4）掩饰颌骨问题：掩饰性治疗是一种通过调整牙齿的位置和角度来改善咬合的方法，这样做可以掩盖牙齿、颌骨和面部软组织之间的不协调。通常，这种治疗适用于那些骨骼畸形不太严重的情况，有可能需要拔牙获得间隙，移动牙齿，来掩饰骨骼的问题。

最常见的拔牙位置是牙弓中段的牙齿，即前磨牙、智齿或其他没有保留价值的坏牙，并且医生在治疗方案设计时会优先考虑拔除坏牙，尽量让患者口腔内保留健康的好牙。

（韩向龙）

关键词

牙根吸收　牙齿松动　正畸力

5. 正畸治疗时牙根吸收对牙齿有什么影响

如果牙齿是一棵大树，牙根就是泥土中的树根。树根是大树抵御风吹雨打的根本，同样，牙根也是牙齿行使咀嚼功能的基础。牙根吸收在正畸治疗中常见吗？对我们牙齿的健康和功能影响大吗？可以避免吗？

专家说

牙根吸收是正畸最为常见的风险之一，几乎所有正畸患者都会存在不同程度的牙根吸收，可发生于任何牙齿，难以预测，且不能完全避免。牙根吸收的程度取决于诸多因素，包括患者相关因素及治疗相关因

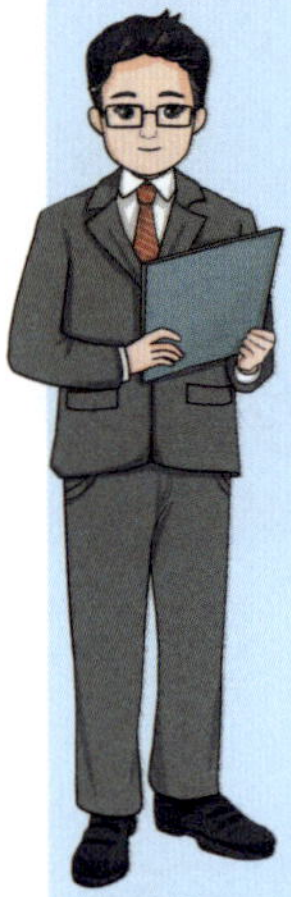

素两大类，且存在明显的个体差异性。患者相关因素，包括遗传、健康状况（激素影响、肥胖因子等）、性别、年龄、易感性、牙位、牙根形态、治疗前牙根吸收情况等。治疗相关因素，包括矫治器类型，矫治力的大小、方向、持续时间，弓丝材料，牙齿移动范围，拔牙与否等。

牙根吸收可以通过传统的 X 线检查（根尖片、全口牙位曲面体层片），以及 CBCT 进行诊断。根据牙根吸收程度，分为轻度（1~2 度）、中度（3 度）、重度（4 度）（图 7-3）。正畸治疗中 48%~66% 的牙齿会发生轻到中度的牙根吸收，但治疗结束后牙根吸收会自行停止，不会出现进行性牙根吸收。

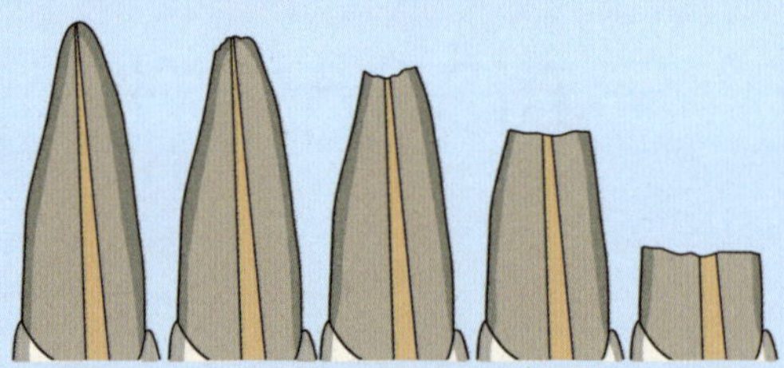

图 7-3 牙根吸收

正畸治疗相关的牙根吸收预后良好，牙齿能长期存在于口腔，发挥正常功能，且无明显的症状。轻度牙根吸收能实现完全修复，无须特殊处理。中到重度的牙根吸收无法完全修复，但牙齿的松动度较小，一般不会导致疼痛或敏感。牙根吸收且根长小于 10mm 的牙齿，由于牙齿冠根比例失衡，牙齿松动度可能会随着时间而增加，因此应更加注意牙周健康维护，避免咬合创伤及外力撞击。

过大的正畸力、过长的疗程、超限的牙齿移动等都可能引起或加重牙根吸收，因此牙移动过程应提倡间歇力和轻力的使用。在正畸临床上，合理的矫治目标设定能够在一定程度上降低牙根吸收的风险。当正畸治疗中发生牙根吸收时，中断治疗 3 个月给予牙根表面牙骨质修复的时间是非常有必要的。当继续正畸治疗时，建议每 3~6 个月拍摄 X 线片，观察牙根吸收的变化。对于已发生牙根吸收的牙齿要避免进行大范围移动。

（韩向龙）

关键词

颞下颌关节紊乱病　错𬌗畸形

6. 颞下颌关节紊乱病患者可以进行正畸治疗吗

大量错𬌗畸形人群在正畸治疗前存在不同程度的颞下颌关节紊乱病症状。那么，颞下颌关节紊乱病患者能否进行正畸治疗呢？正畸治疗对颞下颌关节有什么影响呢？

专家说

在正畸治疗前需要先行颞下颌关节的检查和评估，对颞下颌关节紊乱病的症状及严重程度作出判断，再决定是否可进行正畸治疗。若只是单纯的关节弹响，

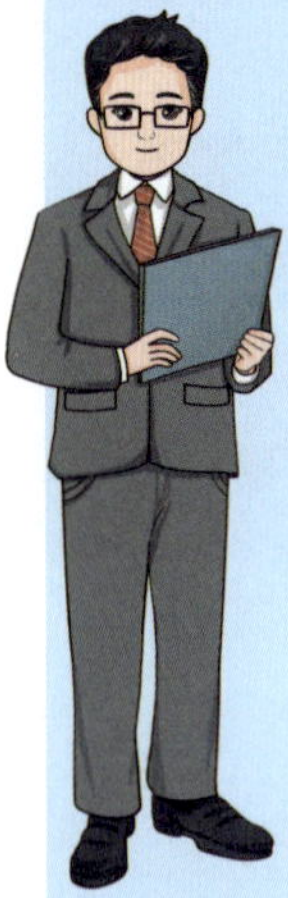

但不伴有疼痛或下颌功能受限等，可以不进行关节治疗，在正畸治疗过程中密切观察关节状况；如果已经出现了关节疼痛、张口受限、关节绞锁等症状时，则需要先于颞下颌关节专科进行颞下颌关节紊乱病治疗，待症状消失后继续进行正畸治疗。当患者有错𬌗畸形导致的咬合干扰、咬合不稳定、异常磨损、异常关节关系可通过正畸治疗解除时，则是正畸治疗的相对适应证。但是，当关节症状已经比较严重时，患者不适合接受正畸治疗。

在正畸治疗过程中，医生与患者也需要随时关注关节问题，比如出现急性的关节疼痛、关节吸收、张口受限等明显的关节紊乱症状时，则需要暂停正畸治疗，转诊颞下颌关节专科医生，待关节状态稳定后再继续进行正畸治疗。同时，患者也需要对治疗方式、疗程、费用及潜在风险有充分认识，调节心理状态、积极配合医生。

正畸治疗会引起颞下颌关节紊乱病，或者导致患者的关节症状加重吗？根据现有研究，目前没有证据表明正畸治疗与颞下颌关节疾病之间存在因果关系。规范的正畸治疗不会导致颞下颌关节紊乱病。由于颞下颌关节紊乱病是一种涉及多种直接和间接因素的综合征，在正畸治疗过程中有可能会出现颞下颌关节紊乱病症状，但这并非正畸治疗引起。

虽然目前没有证据表明正畸治疗能预防颞下颌关节紊乱病，但可通过正畸治疗去除错䝼因素，部分消除颞下颌关节紊乱病的易感因素，对降低颞下颌关节紊乱病的发病率有正面的影响。在与颞下颌关节专科、正颌外科等紧密合作的情况下，正畸治疗可作为有效的辅助治疗手段。

（韩向龙）

关键词

成人正畸治疗　保持器

7. 成人正畸结束后需要终身配戴**保持器**吗

正畸治疗结束以后，为了防止牙齿复发回到原来的位置，往往还需要配戴保持器。根据成年人的牙周健康状况、治疗前错䝼畸形的情况及患者的主观诉求，配戴矫治器的时间也并不完全相同。

专家说

通常情况下，正畸治疗结束以后都需要配戴保持器。那么，正畸结束后为什么需要保持呢？

正常情况下，牙齿由许多弹性纤维组织悬吊在牙槽窝中，并且牙齿和牙齿之间也有许多纤维组织。当牙齿移动到一个新的位置，在弹性纤维的作用下，牙

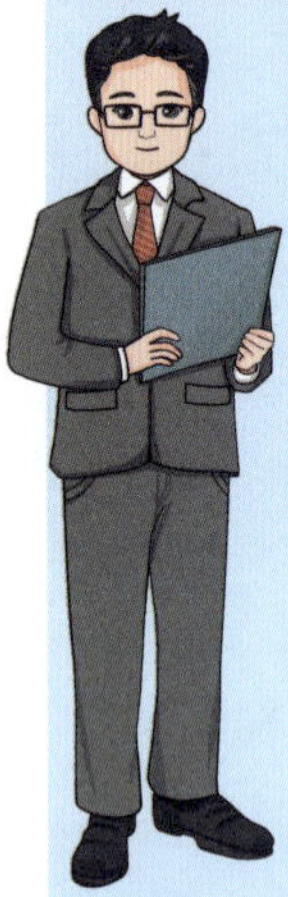

齿有回到原来位置的趋势。因此，正畸治疗结束以后配戴保持器是十分有必要的，常见的保持器有以下几种（图 7-4）。

那么，成人正畸治疗结束以后需要永久配戴保持器吗？正畸治疗后，一般情况下要求至少保持 2 年。通常第一年需要全天配戴保持器，第二年由于牙齿周围的组织逐步稳定下来，可以逐渐减少配戴时间，比如逐渐改为夜间配戴。由于成人已经停止发育，改建能力较差，往往需要比儿童配戴更长时间的保持器，但一般无须终身配戴保持器。

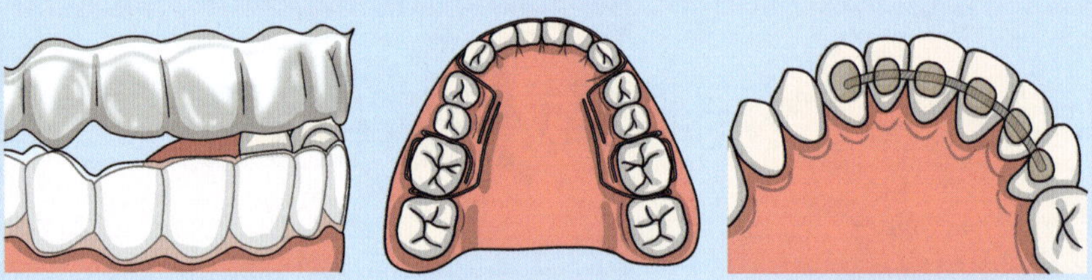

透明压膜保持器　　哈雷保持器　　舌侧丝保持器

图 7-4　常见的保持器

以下几种情况建议终身保持：患者对于牙齿整齐度要求高，不希望治疗结果发生变化，建议终身配戴保持器，以避免复发；牙周病患者，以及前牙间隙、牙齿严重扭转的患者，通过正畸治疗关闭牙间隙或纠正牙齿扭转后，牙齿复发的概率相对较高，为了保持治疗效果的稳定，需要考虑终身配戴保持器。

（韩向龙）

8. 智齿会影响正畸治疗效果吗

关键词

智齿　阻生

智齿，通常在 18 至 25 岁之间萌出，是我们最靠后的“第三磨牙”。很多人发现它们生长时会带来麻烦，比如疼痛、发炎，甚至危害其他牙齿。对于正畸治疗的患者来说，一个常见的问题是：智齿会不会影响正畸治疗效果？

专家说

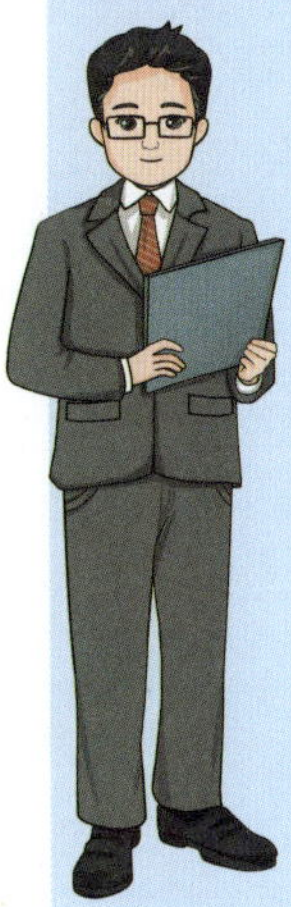

智齿的影响因人而异。如果智齿生长空间充足、位置正常，并且与其他牙齿的咬合关系良好，通常不会对正畸治疗产生负面影响。在这种情况下，智齿可以像其他正常牙齿一样发挥咀嚼功能，无须特殊处理。此外，磨牙严重龋坏或缺失的患者如果存在智齿，则有希望通过正畸治疗将智齿向前牵引代替磨牙，但该方案的可行性需由正畸医生具体评估。

但智齿确实可能影响正畸治疗的效果，尤其是在它们位置不正时。智齿通常生长在口腔最深处，如果无法顺利萌出，或者生长角度不对，就可能挤压前面的牙齿，从而影响正畸治疗对前面牙齿的移动。例如，对于需要将磨牙推向后方的正畸治疗方案，或者需要进行第二磨牙的移动以纠正磨牙错位所导致的锁𬌗、反𬌗等情况，通常需要在正畸治疗前拔除智齿，否则智齿将阻碍前面磨牙的移动，妨碍矫治计划的实施。

对于口腔卫生状况不佳的患者，智齿部分萌出时，可能会出现周围牙龈疼痛、发炎，甚至损伤邻近的牙齿或骨组织。这些问题可能拖延正畸治疗的进度，甚至需要额外的治疗来恢复口腔健康。

关于智齿是否影响正畸疗效的稳定性，目前尚无定论。有学者认为，下颌智齿的萌出与下颌牙弓拥挤增加有关。但也有学者认为，智齿的有无与正畸疗效的稳定性及复发无直接关系。

因此，在正畸治疗开始前，需要进行 X 线检查或 CT 检查，明确智齿的位置和生长情况，同时结合患者错㐌畸形的类型及治疗需求，综合评估智齿的影响或用途。

（韩向龙）

二

牙周炎与正畸治疗

9. 牙周炎患者可以接受正畸治疗吗

关键词

牙周炎　正畸治疗　牙周评估

牙周炎并非正畸治疗的绝对禁忌证。但牙周状况存在问题的患者，应首先接受牙周治疗并保持良好的菌斑控制。原则上，应在牙周炎症及细菌感染有效控制后，由牙周科医生再次评估，确认牙周状况稳定后，再酌情开始正畸治疗。在治疗过程中，也需要定期进行牙周监测与维护。

专家说

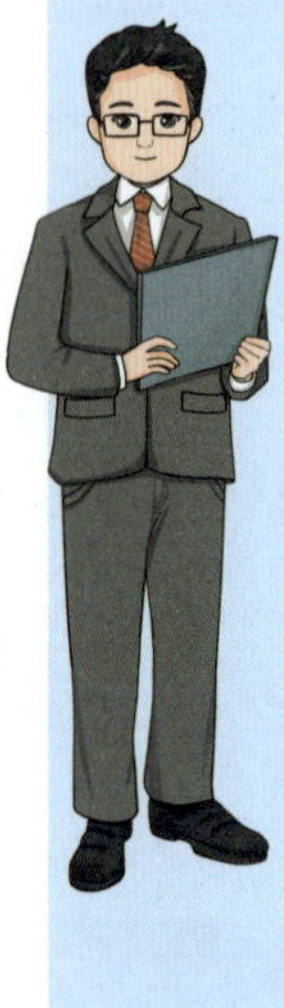

牙周炎患者在考虑正畸治疗时，需要首先评估牙周健康状况。在经过系统的牙周治疗后，患者如果能够达到以下标准，便可以酌情进行正畸治疗。

根据 2018 年牙周病的新分类标准，牙周炎患者在完成基础治疗后，如果考虑正畸治疗，需要满足以下条件：全口牙菌斑阳性率低于 20%，附着龈的宽度至少达到 1mm，牙齿移位侧的附着龈厚度不小于 1mm，以及牙槽骨吸收不超过根长的 1/2。

患者自查时需要注意牙龈的正常状态应为粉红色，质地坚韧，没有红肿热痛或功能障碍。在临床表现上，牙龈边缘应恢复到基本形态，龈乳头没有肿大，探诊时没有出血，轻轻触碰牙龈时也没有不适感。

在自觉症状方面，患者应没有自发性牙龈出血、疼痛、口腔异味、咀嚼困难或牙龈红肿，且与口腔健康相关的生活质量应基本正常。

通过以上标准的评估，医生可以有效判断牙周炎的控制情况，从而决定患者是否适合进行正畸治疗。此外，保持良好的口腔卫生和定期进行牙周监测在牙周炎患者的正畸治疗中是非常重要的。

（韩向龙）

关键词

正畸治疗　牙龈退缩　牙周病

10. 正畸治疗会导致牙龈退缩出现"黑三角"吗

正畸治疗有可能导致牙龈退缩和出现"黑三角"的现象，但这并不是必然的。牙龈退缩与多种因素有关，包括原有的牙周问题、口腔卫生状况不良、牙齿的移动等。而"黑三角"是指牙齿之间的牙龈缺失，通常是牙龈退缩或牙列不齐所致。为了减少这些风险，建议在正畸治疗期间保持良好的口腔卫生，定期进行口腔检查，并与正畸医生及时沟通，确保治疗方案的合理性。如果有任何牙龈不适或变化，及时就医是非常重要的。

专家说

“黑三角”是什么？发病率高吗

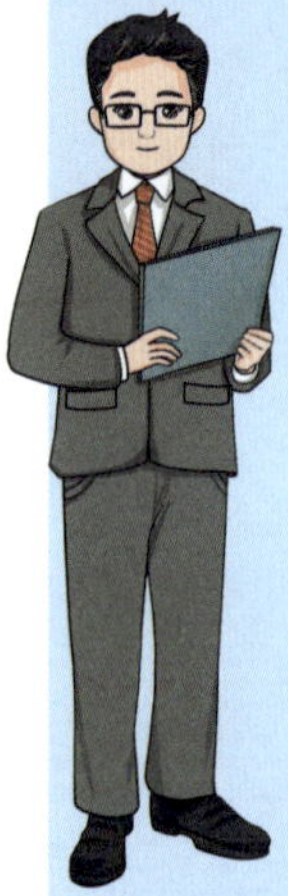

“黑三角”即相邻牙之间龈乳头不能完全覆盖牙间隙而形成的可视性三角形间隙（图 7-5）。

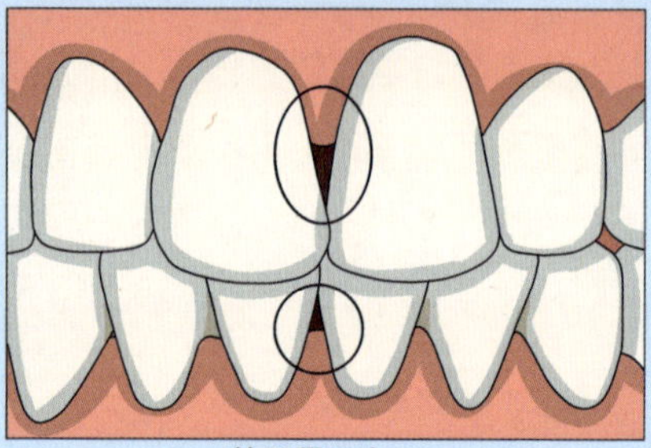

图 7-5　前牙“黑三角”

什么人容易出现“黑三角”

（1）**三角形牙齿的患者：**三角形的牙齿会形成狭长形态的龈乳头。龈乳头越狭长，尖端越容易因缺血而退缩产生“黑三角”。

（2）**牙龈较薄的患者：**易发生唇侧骨板吸收和龈缘退缩，相对于牙龈较厚的患者易产生“黑三角”。

（3）**牙周病患者：**通常存在牙龈退缩及牙槽骨吸收。当龈乳头高度不足以覆盖增大的牙间隙时，会出现“黑三角”。

（4）**口腔卫生状况不佳的患者：**可导致龈炎，甚至牙周炎，从而产生“黑三角”。另外，长期不正确的刷牙方式造成的创伤也易产生“黑三角”。

（5）**严重舌腭侧错位牙的患者：**牙齿过度唇向移动，使牙根接近骨皮质，从而导致骨骼变薄或开裂，可能导致牙龈退缩，出现“黑三角”。这种情况在下颌前牙区更明显。

（6）需要拔除下颌切牙的患者：拔除下颌切牙可以解除下前牙的拥挤，有利于长期稳定、缩短矫治时间，但拔牙间隙处容易出现“黑三角”。有研究表明拔除下颌切牙的正畸治疗出现“黑三角”的概率为 68%。

（7）有不良修复体的患者：不良修复体长期压迫牙龈，使牙龈缺血坏死，进而发生牙槽骨吸收，也增加了产生“黑三角”的风险。

健康加油站

“黑三角”的预防和处理

（1）正畸治疗前：充分检查和评估牙周情况。牙周炎患者需要经过牙周系统治疗且处于稳定期才可开始正畸治疗；非牙周炎患者建立良好的口腔卫生习惯后再行正畸治疗。

（2）正畸治疗中：设计个性化方案，并采用适宜的正畸力；邻面去釉或植骨降低产生“黑三角”的风险。

（3）正畸治疗后：可通过复合树脂充填、贴面修复牙齿，或者采用义龈修复“黑三角”，也可考虑牙周手术或局部注射透明质酸。

（韩向龙）

第八章

口腔修复

一

牙体缺损的修复

1. 为什么建议**根管治疗**后的牙齿做**冠修复**

关键词

根管治疗 牙体缺损 冠修复

完成根管治疗后，医生总会建议患者进行冠修复，其中的原因是什么呢？

专家说

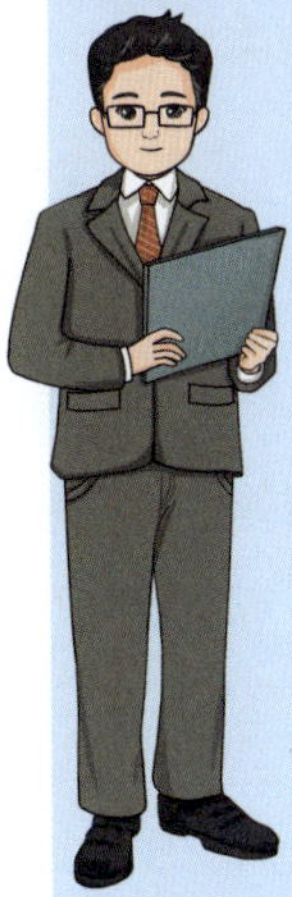

牙齿经过根管治疗后，不仅伴有不同程度的硬组织缺损，还丧失了神经及血供支持，缺乏营养支持及感觉功能，类似槁木，脆性较大，同时前牙可能产生变色，影响美观。这类牙齿在正常咬合时易发生折裂，尤其是主要承担咀嚼功能的后牙，常出现贯穿冠、根的纵折。全冠修复体可以恢复牙齿的外形和咀嚼功能，将咀嚼受力有效分散到牙根，避免应力集中在冠部缺损区的脆弱点上，避免冠折。根管治疗后未做冠修复的患者，牙折裂风险高达 65.8%。根管治疗加上冠修复后，牙齿的 10 年留存率远高于不戴冠牙，留存率提高 6 倍，可见冠修复的重要性。

根管治疗后牙齿需要及时修复。61.4% 根管治疗后的牙齿是由于修复原因失败，而不是根管治疗本身失败；根管治疗后进行冠修复的牙齿留存率高于未修复者，治愈率高 1.6 倍；冠修复的牙的长期留存率（10 年留存率为 81% ± 12%）高于未冠修复的牙（10 年留存率为 63% ± 5%）。

健康云课堂

为什么建议根管治疗后的
牙齿需要做冠修复

（牛丽娜）

关键词

牙体缺损　桩核　全冠　固位力

2. 为什么有时**牙体缺损**要**先打桩后做冠**

患牙因牙体缺损而行根管治疗后，建议尽早进行牙冠修复。但是当缺损程度过大，或者剩余的牙体组织高度不足，无法为牙冠提供足够的固位力时，通常需要“先打桩后做冠”。

专家说

“先打桩后做冠”就是医生常说的“桩核冠”修复，桩是进入根管内的部分，核是与牙冠粘接的部分（图 8-1）。“打桩”后会增加牙冠与剩余牙体组织之间的固位力和支撑力，在确保牙冠的稳定性和功能性的同时，保护剩余的牙体组织，延长牙齿的使用寿命。不同类型的牙齿究竟在什么情况下要打桩呢？

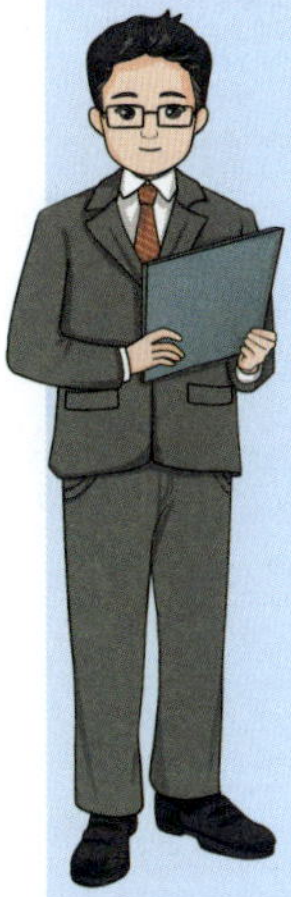

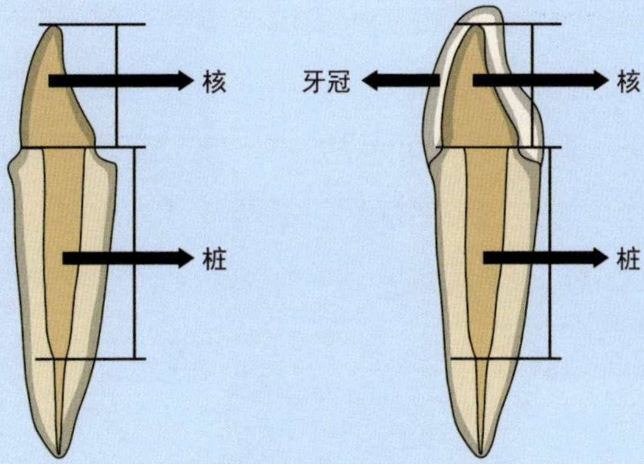

图 8-1 桩核冠

（1）前牙（中切牙、侧切牙、尖牙）根管治疗后牙冠会发生大部分缺失，为确保“啃、咬”时有足够的力量，且牙齿不发生折断，需要采用桩核冠的修复方式。

（2）前磨牙（第一前磨牙、第二前磨牙）的特点是牙颈部细，并且是楔状缺损的好发部位。当牙体缺损严重，尤其是“楔状缺损”导致时，进行根管治疗后，通常采用桩核冠的修复方式，避免后期出现牙颈部折断或牙齿劈裂的状况。

（3）磨牙（第一磨牙、第二磨牙）磨损严重导致牙冠过短，或者龋病等多种原因导致牙体组织破坏严重，那么根管治疗之后，牙齿本身就无法为牙冠修复提供足够的固位力，此时须采用桩核冠的修复方式。

患牙进行桩核冠修复前，应进行完备的根管治疗。所谓完备的根管治疗，是指根管充填效果满意、根尖封闭良好、原来存在的根尖周炎得到有效控制。避免全冠修复后因为根管治疗不到位，牙齿再次出现疼痛等问题。另外，当部分错位牙、扭转牙正畸治疗效果不佳，或者患者不愿接受正畸治疗时，也可通过根管治疗后打桩调整牙齿角度，再做牙冠修复，改善牙齿排列的美观效果。

健康加油站

桩的材料应该怎么选

桩的材料通常分为纤维桩、金属桩和全瓷桩，选择哪种材料需要根据患牙的位置和具体情况来决定。值得注意的是，大部分金属桩修复材料会影响磁共振成像（magnetic resonance imaging，MRI）的检查，所以在选择材料时应与专业医生进行充分沟通。

（牛丽娜）

3. 打桩时的**纤维桩**和**金属桩**有何区别

当患牙需要“先打桩后做冠”进行修复时，患者有时会面临一个问题：如何选择合适的桩的材料？

专家说

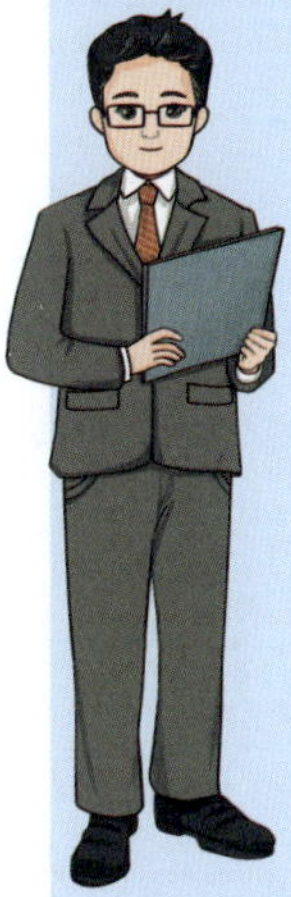

一般来讲，桩的材料选择需要兼顾力学特性和美观需求。目前，桩的材料有两种常见的选择：纤维桩和金属桩。它们各有千秋。

(1) 纤维桩：是牙齿的温柔守护者。如果牙颈部（就是牙齿和牙龈接触的部分）比较“强壮”，那么我们可以选择纤维桩。这种桩的弹性模量（可以理解为材料的“弹性”）和牙齿本身接近，这样就不会改变牙齿原本的压力分布。也就是说，咀嚼时的压力还是会集中在牙颈部，而不会把压力转移到牙根的管壁上。这样做的好处是，可以减少因修复而产生的牙根折断的风险。与此同时，大多数纤维桩为白色，不会造成牙齿颜色的变化。

(2) 金属桩：相比纤维桩，它是力量的传递者。如果牙颈部不够“强壮”，而根管壁相对较坚固，那么我们就需要金属桩来帮忙了。金属桩的弹性模量比较高，这意味着它可以更有效地把压力从牙颈部转移到根管壁上，从而保护脆弱的牙颈部。但是，金属桩的颜色通常是金属本色，可能会影响修复后牙冠的颜色，使牙冠发青或发灰，美观性相对较差。

桩的材料选择因牙而异，就像是为牙齿定制一件既舒适又美观的“衬衣”，需要综合考虑牙齿的健康状况、功能需求和美观要求，以确保牙齿既坚固又好看。

（牛丽娜）

4. 冠修复后的牙能正常使用吗

关键词

冠修复 咀嚼功能 使用寿命

许多朋友在接受了牙齿修复治疗后，会担心修复后的牙齿是否能够像原来的牙齿一样正常使用。这个问题其实没有一个简单的“能”或“不能”的答案，因为牙齿修复的效果不仅与修复材料和技术有关，还与个人的使用习惯、护理方式等因素密切相关。

专家说

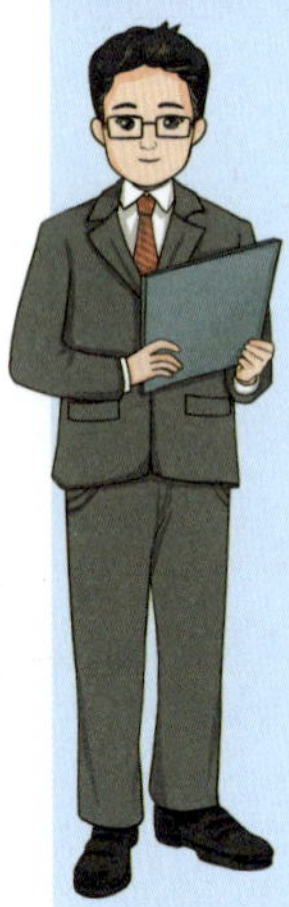

修复体并不意味着“无坚不摧”，其使用寿命仍然与患者的使用习惯和后期维护密切相关。一个成功的修复体，不仅依赖于医生的技术和材料的选择，还需要患者的日常保养。如果患者能遵循正确的使用和护理方式，修复后的牙齿完全可以长时间地正常使用。

（1）功能恢复：冠修复的主要目的是恢复牙齿的咀嚼功能和美观性。医生会根据不同牙齿的情况选择合适的治疗方案，如使用金属冠、烤瓷冠或全瓷冠等。大多数修复体可以承受日常的咀嚼力。但是，修复后的牙齿与天然牙的结构和强度均有所不同。特别是那些承受较大咬合力的牙齿，如磨牙，即便使用高强度材料进行修复，也建议避免过度咀嚼硬物，比如坚果、冰块或骨头等。这些行为会给修复体带来较大的压力，可能引起材料损坏或脱落。

（2）使用寿命：修复体的使用寿命取决于多个因素，包括修复材料、口腔卫生状况、个人生活习惯、咬合习惯等。一般而言，冠的耐用性较高，平均使用寿命为 8~10 年。当然，修复后的牙齿能否长期正常使用，也在于牙齿本身的条件和使用者的日常维护。基牙（即支撑修复体的天然牙）的条件直接影响修复体的寿命和功能。如果基牙健康、稳固，修复体通常能长期正常使用；但如果基牙存在问题，如龋病、牙周病或结构损伤，修复体的效果和耐用性可能会受到影响。因此，保持基牙健康，定期口腔检查，对延长修复体寿命至关重要。

（3）日常注意事项：修复体虽然可以基本满足日常的使用需求，但要真正做到“正常使用”，还需要了解一些日常的注意事项。首先，避免用修复后的牙齿咀嚼或撕咬硬物。其次，要注意口腔清洁，不仅是修复体表面，还包括周围的牙龈和邻牙的清洁，避免食物残渣堆积引发龋病或牙周病。最后，在完成修复后，发现修复体松动、疼痛等异常情况，要及时就医；如无明显不适，则建议定期进行口腔检查（每半年一次），以便医生及时发现和处理潜在问题。

健康术语

全瓷冠

用全瓷材料制成的覆盖整个牙冠表面的修复体，不含金属。目前市场上常见的是氧化锆全瓷冠。氧化锆是一种高强度的瓷材料，且颜色接近天然牙，能够模拟天然牙的美学效果。

烤瓷熔附金属全冠

即烤瓷冠，是由金属内冠和外部瓷层构成的修复体。金属内冠提供支撑强度，外层瓷料则模拟天然牙齿的美观效果。

铸造金属全冠

即金属冠，是采用纯金属材料（如不锈钢、贵金属合金等）制作的牙冠修复体，具有较高的机械强度和耐久性，主要适用于后牙等咀嚼负荷较大的部位。

（牛丽娜）

关键词 门牙 牙体缺损 贴面 全冠

5.“门牙”缺了一小块，该选择什么修复方式

切牙，俗称“门牙”，作为我们口腔中的“门面”，不仅承担着切割食物的功能，还直接影响面部美观和发音清晰度。然而，由于意外跌倒、咬硬物或长期的不良习惯（嗑瓜子、起瓶盖）等，切牙可能会出现缺损的情况。当切牙缺损一小块（即缺损未伤及牙髓，牙齿没有感受到疼痛的情况）时，我们该选择什么修复方式呢？

专家说

面对切牙的缺损，医生根据缺损的部位、范围、患者的自身条件等来综合考量，制订治疗方案。避免过多地磨除牙体结构，最大限度地保护牙体组织。

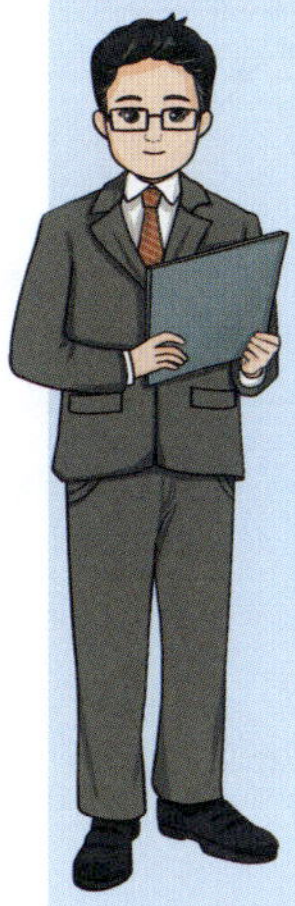

（1）**打磨修复**：当切牙边缘存在小缺损，且边缘较尖锐时，可将切牙缺损部位的锐利边缘调磨光滑，避免划伤口腔黏膜及舌头。

（2）**树脂充填**：医生将与牙齿颜色相近的复合树脂材料，填充到缺损部位，并使用特殊光固化设备将其硬化。修复后的牙齿可以达到与自然牙相似的外观效果。树脂修复的优点在于操作快捷、成本较低，且能够立即恢复牙齿的美观和功能。需要注意的是，树脂材料可能会随时间推移而变色或磨损，需要定期进行维护。

（3）**贴面修复**：是通过在牙齿表面粘接一层近似正常牙色的材料，恢复牙齿的形态和色泽的修复技术（图 8-2）。目前比较流行的牙齿贴面主要分为树脂贴面和瓷贴面两种。树脂贴面制作过程简单快捷，价格相对较低，但是耐久性相对较差，容易磨损和变色。瓷贴面色泽自然，耐磨性强，能够很好地模拟天然牙齿的光泽和质感，因此修复效果非常美观。然而，瓷贴面的制作较为复杂，脆性较大，费用也较高。

（4）**全冠修复**：在进行牙冠修复之前，医生需要先磨去部分牙体组织，然后制作一个与患牙形状和颜色相匹配的牙冠，套在患牙上，如同给牙齿戴了一个“帽子”，即全冠修复（见图 8-2）。切牙一般采用全瓷材料来恢复牙齿的美观和功能。然而，全冠修复磨去的牙体组织较多，会对牙髓造成刺激，且价格相对较高。

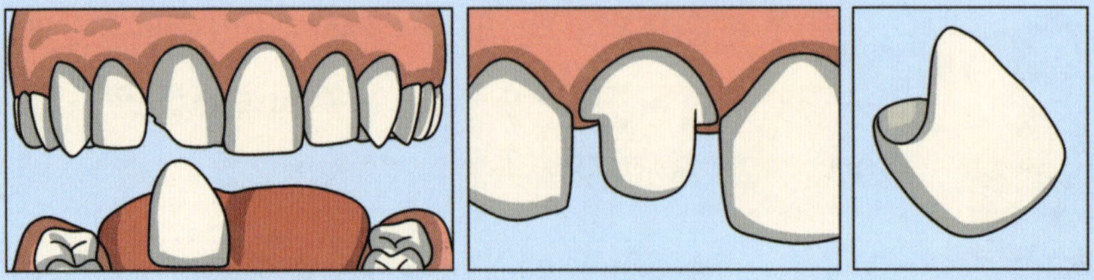

图 8-2　贴面修复和全冠修复

（牛丽娜）

二

牙齿缺失的修复

6. 修复后的牙齿会变色吗

关键词
牙齿变色 全瓷冠 烤瓷冠

在牙齿修复后，有患者担心修复后的牙齿会发生变色，这种担心并非多余。

专家说

修复后的牙齿是否会变色取决于多种因素，包括修复材料的种类、个人口腔卫生状况和饮食习惯等。

（1）修复材料的种类：选择烤瓷冠修复可能会导致牙龈边缘发黑。烤瓷冠分为内外两层结构，内层是由合金制成的金属基底，外层则覆盖瓷粉。当内层金属基底采用非贵金属合金制作时，经过长时间使用，可能会与唾液发生金属离子反应，进而引发“龈缘黑线”的问题（图 8-3），影响美观。

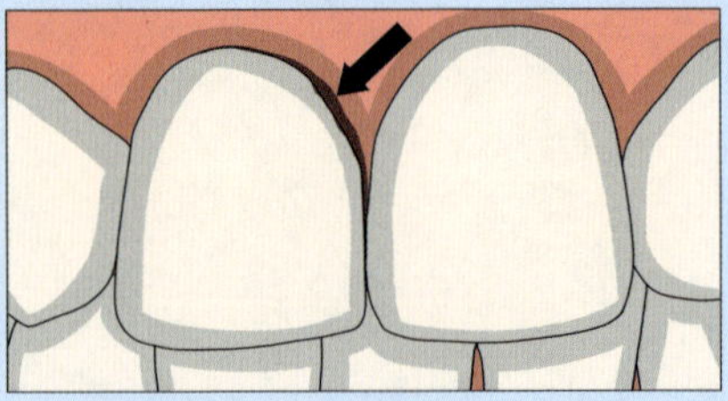

图 8-3 龈缘黑线

（2）口腔卫生状况：牙齿修复后如果清洁不到位，食物残渣和细菌可能在修复体表面沉积，进而导致颜色变化。使用正确的刷牙方法和牙线清洁可以避免修复体的变色。

（3）饮食习惯：若长期接触咖啡、红酒、茶叶等，或者抽烟，就可能导致牙冠表面菌斑、牙石等吸附色素，引起颜色变化。另外，在日常生活中啃咬硬物可能导致修复体崩瓷，暴露底部瓷层或金属基底的颜色，从而影响美观。

（4）其他因素：除修复体本身的因素外，口腔软硬组织自身的变化也会影响修复的美学效果。随着年龄的增长，牙齿的自然颜色可能会发生变化，从而在视觉上造成修复体颜色的不协调。另外，牙龈退缩也可能造成烤瓷冠底层金属的暴露而造成修复体变色的错觉。

（张凯亮）

关键词

牙齿修复 烤瓷牙

7. 为什么**不建议磨改**两边的**健康牙修复**缺失的牙

很多人都有牙齿缺失的烦恼，在考虑修复办法的时候，可能会听说要把旁边的几颗好牙磨一磨来修复缺失的牙。

专家说

双端固定桥修复，即我们常说的“搭桥”修复，是通过磨改两边健康牙，利用其作为“桥墩”来修复

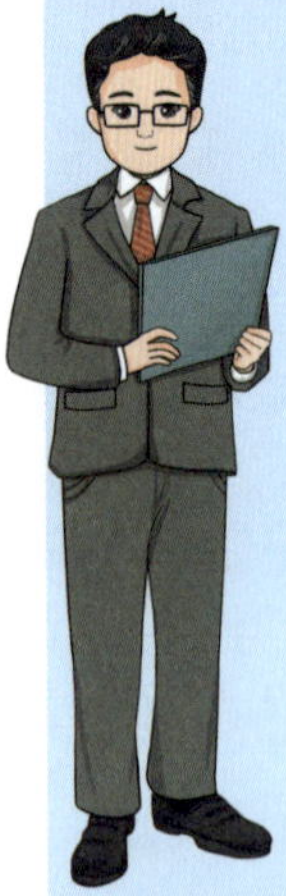

中间缺失牙的修复方式，在种植牙出现之前，其能够很好解决牙齿缺失带来的美观和功能问题，但也存在一些隐患（图 8-4）。

（1）磨除健康牙体组织会破坏牙齿原本的结构。牙齿最外层的牙釉质是人体最坚硬的组织，有着保护牙齿的作用，就像给牙齿穿了一层铠甲。一旦磨除，里面的牙本质暴露，牙齿就更容易受到外界的刺激，比如吃冷热酸甜的食物，牙齿可出现短暂、尖锐的疼痛或不适；更严重的情况下，可能会引起牙髓炎症，牙齿疼痛难忍，严重影响牙齿健康。

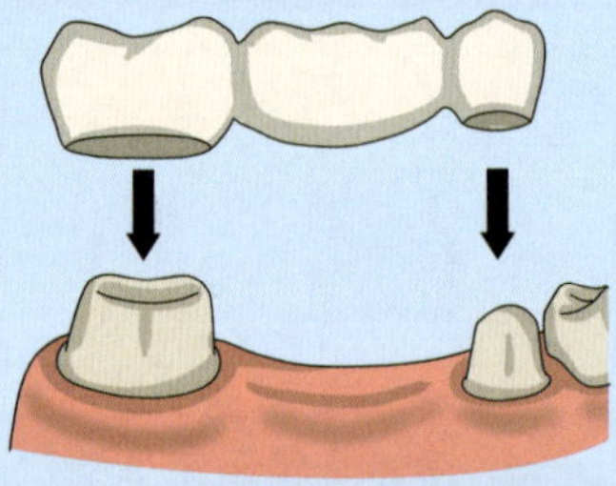

图 8-4　双端固定桥

（2）磨改健康牙后，牙齿的抗龋能力也会下降。正常情况下，牙釉质可以抵御细菌的侵蚀；磨除后，细菌更容易在牙本质上附着和繁殖，从而增加龋病的发生风险。如果牙冠修复体与牙体之间出现微渗漏或不密合的情况，原本健康的牙齿可能出现龋坏和牙髓疾病，那就需要进一步治疗了。

（3）磨改健康牙是一种不可逆的操作。一旦磨除，就没办法再恢复到原来的状态。如果以后这些被磨改的牙出现了问题，比如牙髓炎、牙折等，就需要拆除修复体后再进行治疗，治疗过程更加复杂。

（4）长期戴用固定修复的牙齿可能会出现基牙松动的情况，戴用修复体可能会改变牙齿的受力。磨改后的牙齿在长期承受更大咬合力时，会对牙周组织产生不良影响。牙周组织长期受到不合理的压力，可能会出现损伤，牙槽骨也可能因受力异常而出现吸收。一旦牙槽骨吸收，牙齿的根基就不稳固了，易出现牙齿松动。

（张凯亮）

关键词

活动义齿　卡环　松动

8. 活动义齿的配戴和摘取方便吗？容易松动吗

活动义齿，俗称“假牙”，是一种可自行摘戴的义齿，适用于各类缺牙的修复，因制作工艺简单，技术普及性高，价格优势明显，在临床应用极为广泛。这类义齿主要通过金属卡环和基托获得固位，设计合理的活动义齿能够获得较好的固位和稳定性，发挥较好的咀嚼功能。

专家说

（1）摘戴方便的影响因素：好的活动义齿在保证固位和舒适度的情况下必须保证摘戴方便。义齿的摘戴方便主要通过合理的卡环类型、数目和位置的设计来实现，所以对医生的临床经验要求较高。同时，加

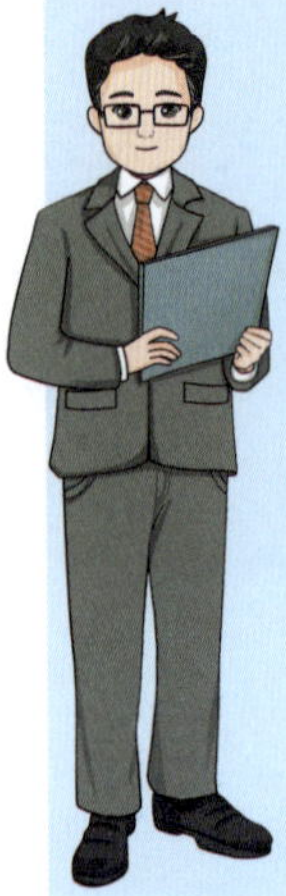

工工艺的精度和使用的材料也会影响摘戴。许多患者在初次使用后不久就能熟练地摘戴，适应过程相对较快。

（2）正确的摘戴方法：医生指导患者进行义齿的正确摘戴。遵循医生的指导，可以避免误操作导致义齿损坏或组织损伤，如卡环变形、折断，天然牙和黏膜的不适。配戴时，沿着一定的方向用轻柔的力量将义齿放入缺牙位置，保证义齿完全就位，避免用力过猛，禁用上下颌的咬合力使其就位。摘取时，也应轻柔地沿一定方向取出，防止对口腔组织造成伤害。

（3）容易松动的情况：设计合理的活动义齿能够保证固位稳定、咀嚼功能的恢复和可接受的舒适度。随着使用时间的增长，不良的咀嚼习惯（偏侧咀嚼）、不良的义齿维护和清洗习惯（热水清洗等）、基牙（放置卡环的天然牙）的松动缺失、口内骨组织的改建等，可能使义齿与口腔的贴合度发生变化，导致义齿松动。定期复查和调整可以有效预防这种情况。建议 3~5 年更换活动义齿。

（4）如何减少松动

1）夜间摘下：睡觉时摘下义齿，不仅可以减少对口腔组织的压力，还能让口腔组织得到充分的休息。摘下的义齿应放在凉水中浸泡，勿用热水、消毒液浸泡。

2）避免硬食：尽量避免咬硬物，咀嚼时应均匀分配力量，避免某一侧过度受力。

（张凯亮）

9. 活动义齿应该如何清洁

活动义齿和天然牙一样每天需要清洁维护，保持良好的口腔卫生状况和口腔健康，使义齿有更好的使用效果和更长的使用寿命。

关键词

活动义齿　凉水浸泡

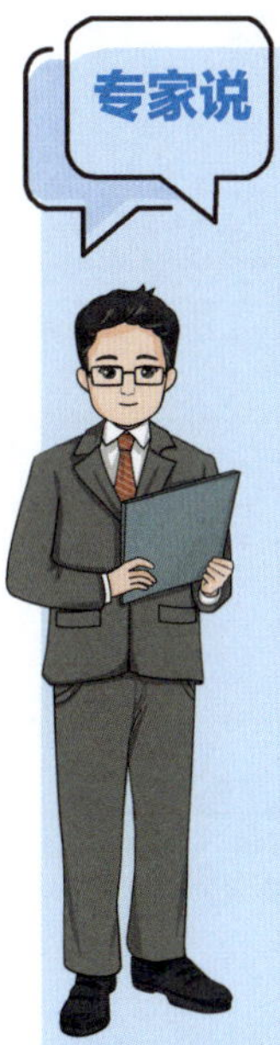

由于活动义齿与天然牙、黏膜组织之间容易堆积食物残渣，影响口腔卫生，同时不洁的义齿容易引起口腔真菌的感染，因此活动义齿需要在餐后摘下清洁，通常用软毛牙刷清洗干净，避免食物残渣、软垢积存。晚上睡前也应摘下活动义齿清洁干净后浸泡在凉水中，第二天早晨用清水冲洗干净后再戴入口内。

生活中有不少人认为热水可以用来烫活动义齿，觉得这样可以达到有效清洁和消毒的目的，其实这种做法是不科学的。因为活动义齿的材料多为高分子有机树脂材料，热水浸泡会加速材料老化，缩短活动义齿的使用寿命，甚至导致活动义齿变形，无法正常使用。

科学的活动义齿清洁方法是每天用凉水或低浓度的碳酸氢钠，即小苏打溶液浸泡清洗，配合软毛牙刷轻轻刷洗。因为碳酸氢钠溶液呈弱碱性，能抑制义齿表面的真菌繁殖。有条件者还可定期用专用的义齿清洁剂浸泡。

健康术语

义齿清洁片

即“假牙清洁片”，是一种专门用于清洁义齿的片状制剂。主要成分有过碳酸钠、碳酸氢钠、柠檬酸等成分。过碳酸钠遇水分解产生氧气，能有效去除义齿表面的污渍和异味；过碳酸钠具有温和的清洁和除臭作用；柠檬酸可调节清洁片的酸碱值，增强清洁效果。义齿清洁片放入水中后会迅速溶解，释放出具有清洁和杀菌作用的成分，产生的气泡能够深入义齿的缝隙和孔洞，将食物残渣、细菌等污垢分解并清除，从而达到清洁义齿、保持口腔卫生的目的。

（张凯亮）

关键词 口腔修复方式 使用寿命 口腔修复

10. 不同口腔修复方式的使用寿命有何区别

了解不同口腔修复（俗称“镶牙”）方式的使用寿命，能帮助我们更好地选择适合自己的口腔修复方法。

专家说

口腔修复主要有活动义齿、固定义齿和种植义齿三种方式，使用寿命各有不同（图 8-5）。

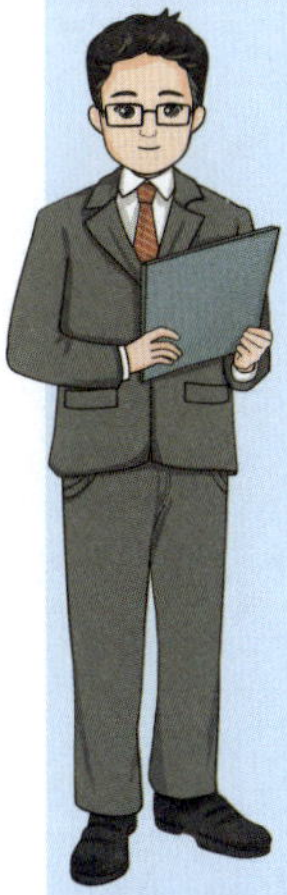

活动义齿是可以自行摘戴的义齿。临床使用寿命通常在 3~5 年。这主要取决于多个因素。一是患者的使用和保养情况。如果患者能每天摘下清洗，避免用义齿咀嚼过硬食物，保持口腔卫生，可适当延长其使用寿命。二是基托和卡环的材料质量。优质材料制成的活动义齿更耐用。但随着时间推移，活动义齿可能会出现基托老化、卡环变形等问题，导致固位不良、配戴不适，需要定期更换。

固定义齿一般由桥体、固位体和连接体组成。正常情况下，使用寿命在 10 年左右。固定义齿的寿命与基牙的健康状况密切相关。如果基牙在口腔修复前经过完善治疗，且患者在使用过程中保持良好的口腔卫生习惯，能较好地维持固定义齿的使用。不过，固定义齿也可能出现崩瓷、基牙继发龋等问题，影响使用寿命。

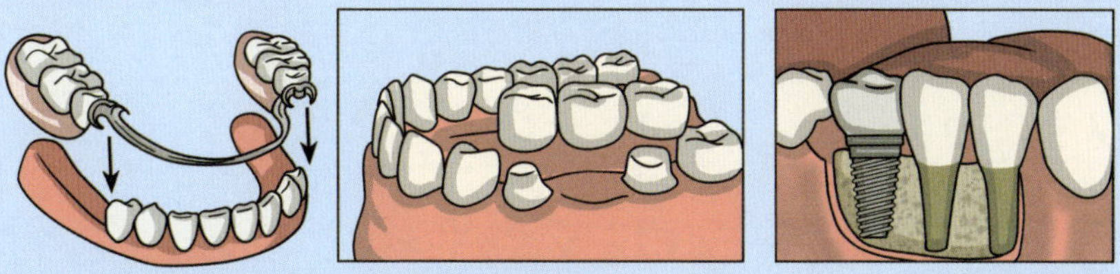

活动义齿　　固定义齿　　种植牙

图 8-5　口腔修复方式

种植义齿是目前较为理想的口腔修复方式。在维护良好的情况下，种植义齿可以使用 20~30 年，甚至更久。种植义齿的使用寿命和种植体的质量、种植手术的成功与否、患者的牙槽骨条件，以及术后的维护等因素有关。种植体与牙槽骨结合良好，患者没有严重的牙周疾病，并且定期复诊检查，避免种植体周炎的发生，种植义齿就能长期稳定地发挥功能。

需要注意的是，每个人的口腔情况不同，修复后的使用寿命也会有差异。无论是哪种口腔修复方式，定期的口腔检查和正确的使用习惯都是延长使用寿命的关键。

为了延长使用寿命，日常口腔护理很重要。对于活动义齿，每天要取下用义齿清洁片浸泡、刷洗，去除食物残渣和细菌。对于固定义齿，要使用牙线等清洁工具清洁牙间隙。对于种植义齿，要注意避免咬硬物，同时通过刷牙、牙线、冲牙器等多种护理方式保持种植体周围清洁，防止炎症。如果在使用过程中出现疼痛、松动等异常情况，应及时就医检查。

（张凯亮）

第九章

口腔种植

一

种植修复的适应证与就诊时机

1. 拔牙后多久可以进行种植检查

关键词
拔牙后　种植检查

拔牙后需要等待一段时间，因为拔牙后的局部伤口需要一定的时间来愈合，确保牙槽骨和周围组织的恢复，达到种植牙所需的稳定性和条件。那么，拔牙后多久可以进行种植检查呢？

专家说

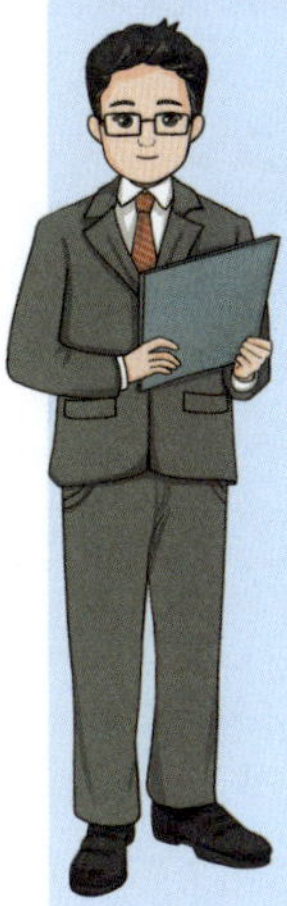

拔牙后多久可以进行种植检查，这一时间范围并非固定不变，而是根据患者的个体情况和采用的种植技术来决定的。一般来说，建议在拔牙后 3~6 个月进行种植检查，以下是对此时间范围的详细解读。

（1）传统种植技术：在采用传统种植技术的情况下，拔牙后通常需要等待 3~6 个月才能进行种植检查并考虑进行种植手术。这一时间范围主要基于拔牙伤口的愈合过程。拔牙后，牙槽窝需要足够的时间来形成新的骨组织，以确保种植体的稳定性和成功率。过早进行种植手术，可能会导致伤口愈合不良，种植体脱落，从而影响种植手术的成功。

（2）即刻种植技术：是在拔牙后立即进行种植体植入的技术。虽然这种技术的操作难度相对较大，但对于合适的适应证和经验丰富的医生来说，仍然是一种可行的选择。在即刻种植的情况下，种植检查（即评估拔牙窝的骨量和骨质，以确定是否适合即刻种植）通常在拔牙过程中或拔牙后立即进行。

（3）个体差异：拔牙后进行种植检查的具体时间还受到个体差异的影响。例如，患者的年龄、健康状况、口腔环境及拔牙后的护理情况等因素，都可能影响愈合速度。

健康加油站

口腔种植前的检查通常包含哪些内容

（1）口腔检查

1）检查缺牙区的范围、数量及邻牙的健康状况。

2）观察缺牙区牙槽骨的宽度、高度和骨密度。

3）检查口腔内是否存在炎症、牙周病等影响种植手术的因素。

（2）影像学检查

1）通过 CBCT 详细评估缺牙区及邻牙区的骨质情况。

2）测量缺牙区牙槽骨的高度、宽度及骨质疏密情况，确保种植体与邻牙牙周韧带间有足够的距离。

（3）全身检查

1）通过血压、血糖、血常规、出凝血时间、心电图等检查，排除全身血液系统疾病或心脏疾病等可能影响手术的因素。

2）检查患者是否有糖尿病、高血压、心脏病等全身性疾病，这些疾病可能影响伤口愈合和种植体的稳定性。

健康云课堂

拔牙后多久可以进行种植检查

（俞梦飞）

关键词 牙周病 种牙

2. **牙周病**可以“种牙”吗

牙周病是牙菌斑、牙石等因素引发的牙龈、牙周膜、牙槽骨等牙周支持组织的慢性炎症和破坏性疾病。

专家说

牙周病可能会影响种植体的愈合和长期稳定性，但并非牙种植术的绝对禁忌证。能否行牙种植术（即“种牙”）取决于牙周病的严重程度，以及牙周病是否得到有效的控制和治疗。

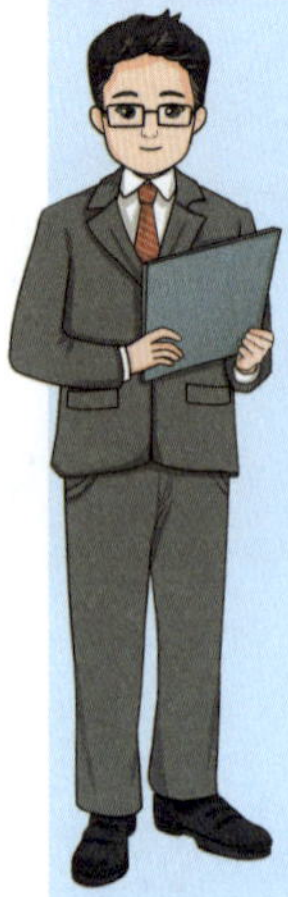

（1）牙周病对牙种植术的影响：牙周病未得到有效控制就进行牙种植术，可能会影响种植体的愈合和长期稳定性，增加种植失败的风险。然而，对于一些经过积极治疗、炎症得到良好控制、口腔卫生状况改善且剩余牙槽骨骨量满足种植要求的牙周病患者，是可以考虑进行牙种植术的。

（2）牙周病患者进行牙种植术的条件

1）经过积极治疗：牙周病患者需要经过系统的牙周治疗，包括龈上洁治术、龈下刮治术、根面平整等，以消除炎症和牙菌斑。

2）炎症得到良好控制：患者的牙周炎症需要得到有效控制，无明显的红肿、出血等症状。

3）口腔卫生状况改善：患者需要保持良好的口腔卫生习惯，如正确刷牙、使用牙线等，以减少牙菌斑的堆积。

4）剩余牙槽骨骨量满足种植要求：种植牙需要足够的牙槽骨骨量来支撑种植体。如果骨量不足，可能需要通过植骨手术来增加骨量。

（3）术前评估和准备

1）全面评估牙周状况：医生会对患者的牙周状况进行全面评估，包括口腔卫生状况、牙周袋深度、牙槽骨吸收程度等。

2）制订个性化治疗方案：根据评估结果，医生会制订个性化的治疗方案，可能包括系统的牙周治疗、口腔卫生指导等，以创造良好的种植条件。

3）术前准备：在种植手术前，患者需要按照医生的建议进行必要的术前准备，如服用抗生素、进行口腔清洁等。

牙周病患者在一定条件下是可以进行牙种植术的，但需要严格的术前评估和治疗。患者需要确保术前牙周病得到有效控制，并保持良好的口腔卫生习惯。

（俞梦飞）

关键词

慢性疾病　种牙

3. 糖尿病、高血压等慢性疾病会影响"种牙"吗

患者的整体健康状况是进行牙种植术的一个重要考量因素，特别是对于有糖尿病、高血压等慢性疾病的患者来说。这些疾病可能会对牙种植术的成功率和术后恢复产生显著影响。因此，在决定进行牙种植术前，患者应与医生充分沟通，确保自己的身体状况适合进行这项手术。

专家说

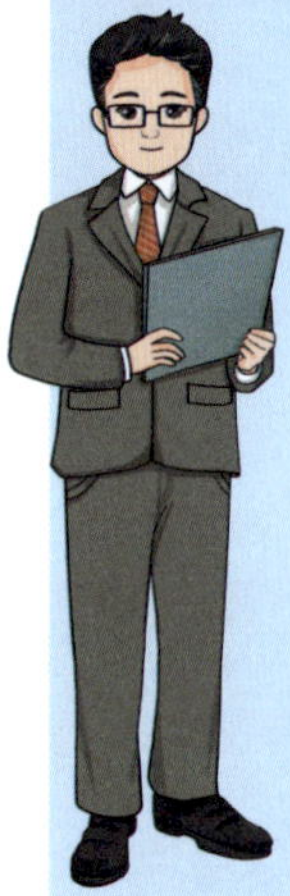

糖尿病、高血压等慢性疾病确实会影响牙种植术。

（1）**糖尿病对牙种植术的影响：**高血糖状态会影响机体的免疫功能，增加感染的风险，并可能导致伤口愈合不良。此外，糖尿病患者口腔环境更加脆弱，更易得牙周病。同时，高血糖还可能影响种植体与骨组织的结合，导致种植失败。因此，通常建议糖尿病患者的空腹血糖控制在 8.88mmol/L 以内，甚至更低（如空腹血糖 5~6mmol/L，餐后 2 小时血糖小于 8mmol/L），以确保术后种植体与骨组织的良好结合，并降低感染风险。

（2）**高血压对牙种植术的影响：**高血压患者如果血压控制不佳，牙种植术时可能会面临血压升高、出血不止等风险，还可能影响伤口愈合和种植体的稳定性。重度高血压患者牙种植术风险较大，一般不建议行牙种植术。高血压患者在术前需要进行全面的评估，包括高血压病史、用药情况、血压控制水平等。如果血压能够通过药物等方式较好地控制在相对稳定的范围内，且身体没有其他严重的并发症，通常是可以考虑手术的。患者术前可以详细咨询手术过程，保持舒适放松的心理状态，避免紧张、焦虑导致血压升高。

健康加油站

除糖尿病、高血压外，影响牙种植术的慢性疾病还有哪些

（1）心脏病：心脏病患者存在术后恢复不佳的风险，并且手术期间的麻醉、药物等会对心脏造成一定的负担，容易引发心脏问题。

（2）内分泌疾病：有内分泌代谢障碍疾病如白血病、凝血功能障碍等的患者，在不能耐受手术的情况下，不宜进行牙种植术。

（3）免疫系统疾病：有严重的免疫系统方面疾病，如类风湿关节炎、干燥综合征等的患者，不适合做牙种植术。

（4）血液疾病：血友病等疾病可能影响愈合过程，增加手术和并发症风险。

（俞梦飞）

4. 种植牙会影响磁共振成像检查吗

关键词

种植牙　磁共振成像检查　钛合金材料　牙冠材料

磁共振成像（magnetic resonance imaging，MRI）检查作为一种重要的诊断手段，广泛应用于多种疾病的诊断。然而，已经接受

了种植牙治疗的患者，通常会担心种植牙是否会对 MRI 检查产生影响，因为 MRI 检查要求患者身上不得有任何金属物品，以免干扰磁场和成像结果。那么，种植牙这种含有金属成分的修复方式，是否会对 MRI 检查造成干扰呢？

专家说

种植牙一般情况下不会影响 MRI 检查

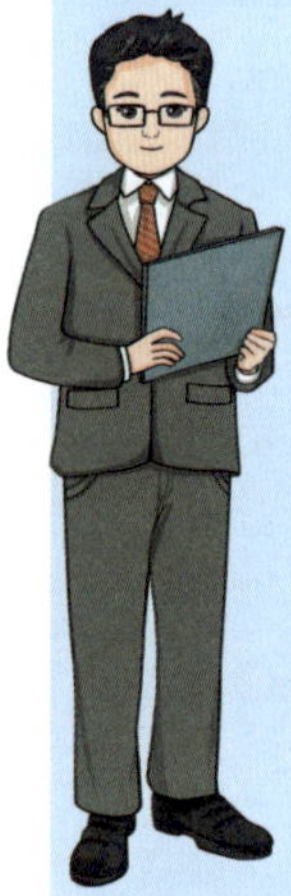

种植牙主要由种植体、基台和牙冠三部分组成。

其中，种植体通常采用钛或钛合金材料制成。钛是一种生物相容性非常好的金属，并且钛金属在磁场中不会被磁化，不会干扰磁共振的磁场，也不会影响 MRI 检查的成像结果。

基台大多也是由钛合金或全瓷材料制成，同样不会对 MRI 检查产生明显影响。

牙冠的材料选择较为多样，如果选用全瓷材料，对 MRI 检查也没有影响。如果是烤瓷冠，可能会在一定程度上影响局部成像，但通常不会对整个头颅或其他部位的检查造成严重干扰。

在实际临床中，种植牙患者在需要进行 MRI 检查时，医生会详细询问种植牙的具体情况，包括种植体和牙冠的材料等。如果患者的种植牙可能会对 MRI 产生轻微影响，医生会根据具体情况进行评估，并与影像科医生沟通，以确定最佳的检查方案和扫描参数，尽量减少种植牙对成像的影响。同时，患者也应该如实告知医生自己的种植牙情况，以便医生作出准确的判断和决策。

总之，虽然种植牙在极少数情况下可能会对 MRI 检查的成像产生一定影响，但通过合理的评估和处理，通常可以控制和解决这种影响。因此，种植牙患者一般无须过于担心。

（俞梦飞）

二

种植修复的治疗流程和周期

5. 什么情况下需要进行**植骨手术**？这会延长治疗周期吗

关键词：植骨手术 治疗周期 骨量不足 恢复时间

面对牙齿缺失或骨质不足的挑战，植骨手术成为重建口腔健康的关键步骤。这一手术通常在哪些具体情境下变得必要？又是否会因此延长患者的整体治疗周期呢？

专家说

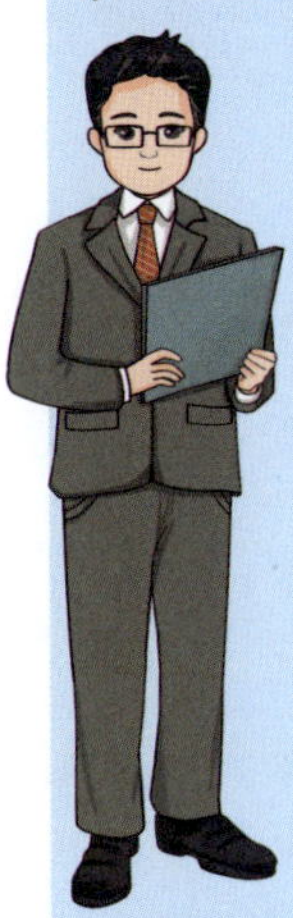

在种植术中，需要进行植骨手术的情况主要包括以下几种。

（1）**牙槽骨骨壁缺损或破坏：**患者可能存在牙槽骨骨壁缺损或破坏的情况，导致牙槽骨无法提供足够的支撑和稳定性，来容纳和固定种植体。

（2）**长期缺牙导致牙槽骨严重吸收：**长期缺牙可能导致牙槽骨逐渐吸收，种植体没有足够的骨量进行支撑。

植骨手术的目的在于补足骨量，使牙槽骨满足种植牙标准，提高种植牙成功率。对于需要进行植骨手术的口腔种植患者而言，植骨手术确实会延长整体的治疗周期，主要包括以下部分。

（1）植骨后的恢复时间：植骨后，需要等待一段时间让新植入的骨组织与周围的骨组织结合。这个过程通常需要 3~6 个月的时间，具体时间取决于患者的恢复状况和植骨手术的复杂性。

（2）种植体的植入时间：在植骨恢复期间，患者不能立即植入种植体。必须等到骨组织完全恢复，并且经过医生的评估确认骨量足够后，才能进行种植体的植入手术。

（3）后续治疗：种植体植入后，还需要进行一系列的后续治疗，如安装愈合基台、制作牙冠等。这些步骤也会增加整体的治疗时间。

因此，对于需要进行植骨手术的口腔种植患者来说，需要有足够的耐心和配合度，遵循医生的建议和治疗计划，以确保种植手术的成功和口腔健康。

健康术语

植骨术

是指将骨组织移植到患者体内骨缺损部位的手术。由于骨组织来源不同，主要分为自体骨移植和同种异体骨移植。植骨术是口腔种植手术的常用技术，在牙槽骨缺损的部位植入骨替代材料，增加牙槽骨的高度、宽度和骨密度，从而为种植牙提供更好的骨支持条件（图 9-1）。

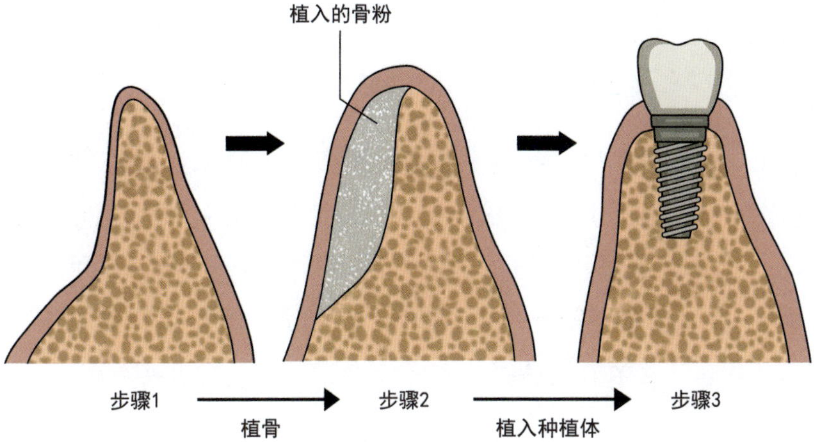

图 9-1　植骨术

（俞梦飞）

6. 什么情况下需要进行 上颌窦底提升术

上颌窦底提升术是口腔种植修复中常用的手术方法，主要用于解决上颌后牙区骨量不足的问题。

专家说

当患者出现上颌后牙缺失、牙槽骨吸收等情况时，上颌后牙区牙槽嵴顶与上颌窦底之间垂直骨量不足，无法支持种植牙的稳固性。通过手术提升上颌窦底壁的黏膜，形成容纳血液和骨移植材料的空间，从而满足种植手术对垂直骨量的需求。

关键词 上颌窦底提升术　骨量不足

健康加油站

上颌窦底提升术主要分为以下两类。

（1）经牙槽嵴顶上颌窦底提升术：又称闭合式上颌窦底提升术，主要在口腔内部进行，利用器械从上颌窦底壁进行提升，无须额外切开。特点是手术创伤相对较小，恢复较快，通常适用于垂直骨量缺失在3~5mm的患者。

（2）侧壁开窗上颌窦底提升术：医生从上颌窦侧壁开窗，在直视下将上颌窦底黏膜剥离并向上、向内推移，增加牙槽骨垂直高度。特点是手术创伤相对较大，术后反应也较大，但提升效果明确，适用于上颌骨垂直高度极度不足（一般少于2mm），或者缺失骨量大于等于5mm的患者。

（俞梦飞）

三

种植术后保健

7. 种植术后手术区域可以**正常刷牙**吗

关键词

种植术后　手术区域　刷牙

口腔清洁对于术后恢复和种植体的长期稳定性至关重要。种植术后手术区域是否可以正常刷牙是许多患者非常关心的问题。种植术后的口腔清洁并非可以随意进行，需要遵循一定的原则和注意事项。这里我们将深入探讨种植术后手术区域的刷牙问题，包括何时可以开始刷牙、如何正确刷牙及注意事项等，帮助患者更好地进行术后口腔护理，促进手术区域的恢复。

专家说

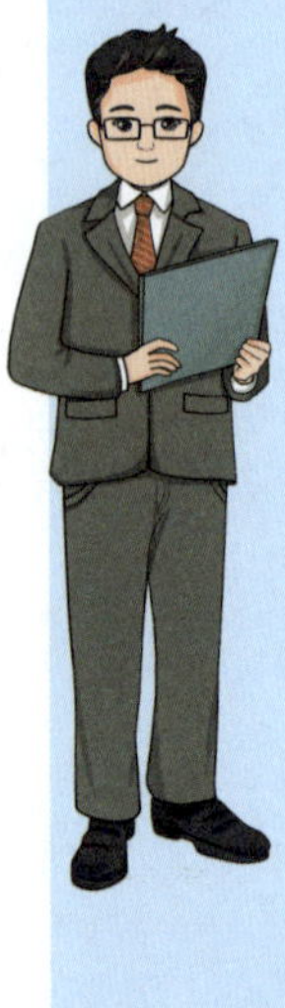

牙种植术会造成一定的创伤，术后手术区域需要一定的时间来恢复和稳定。因此，术后手术区域在一定时间内不可以正常刷牙，需要遵循一定的恢复期和护理原则，避免对手术区域造成不必要的刺激和损伤。

具体来说，在种植术后的 24 小时内，通常不建议刷牙，因为此时手术区域尚未完全稳定，刷牙可能会刺激伤口，影响恢复。此时，患者可以通过漱口来保持口腔清洁，但注意不要用力过猛，以免破坏血凝块或导致缝线脱落。

在术后的 24 小时至 1 周内，患者可以开始刷牙，但需要注意刷牙的方式和力度。刷牙时应避免刷到种植体位置或手术创面，主要刷邻牙、对侧牙和对颌牙。同时，应使用软毛牙刷和温和的牙膏，避免使用电动牙刷或硬毛牙刷，以免对种植体造成损伤。

随着时间的推移，种植体会逐渐与周围骨组织结合，手术区域的稳定性也会逐渐增强。此时，患者可以逐渐恢复正常刷牙，但仍需要注意避免过度刺激手术区域，以免影响种植体的稳定性和口腔健康。

总之，种植术后手术区域的刷牙问题需要根据具体情况来判断，遵循医生的建议和指导。在刷牙过程中，患者应注意选择合适的牙刷和牙膏、控制刷牙力度、避免刺激手术区域等，确保种植体的稳定性和口腔健康。

（周　建）

8. 种植牙的**正常使用寿命**是多久

关键词

种植牙　使用寿命

种植牙因稳固耐用、仿真度高等特点而备受青睐。然而，许多人在接受牙种植术后都会关心一个问题：种植牙的正常使用寿命究竟是多久呢？这需要综合考虑多种因素，包括种植材料、个人口腔卫生习惯、骨质状况及定期的口腔维护等。

专家说

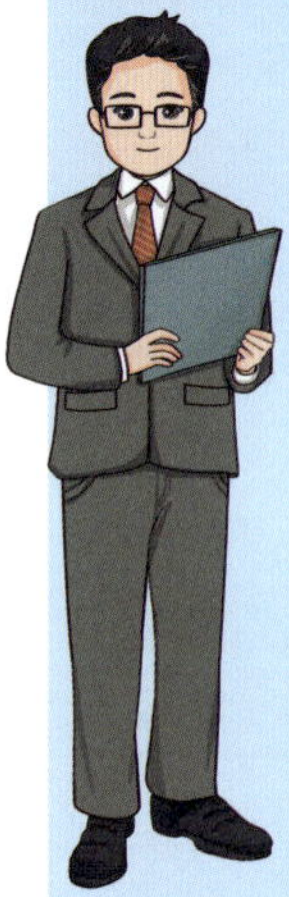

种植牙的正常使用寿命受多种因素影响，没有固定的年限。在理想情况下，如果手术成功，且患者后期维护得当，种植牙可以长期使用，甚至有可能终身使用。具体来说，影响种植牙使用寿命的因素主要包括以下几个方面。

（1）患者的口腔健康状况：良好的口腔卫生习惯、有效的牙周炎症控制是维护种植牙长期稳定的关键。患者需要定期刷牙、使用牙线等清洁工具，并定期到口腔医院进行口腔检查和清洁。

（2）患者的饮食习惯：避免经常啃咬硬物可以减轻种植牙的负担，延长使用寿命。过硬的食物可能会对种植体造成较大负荷，从而影响使用寿命。

（3）医生的技术水平和种植方法：经验丰富的种植医生能够更准确地判断患者的口腔状况，选择适合的种植方案和手术方法，从而提高种植体的成功率和长期稳定性。

（4）种植体的品质和品牌：选择优质的种植系统和知名品牌，可以降低机械并发症的风险，因为这些系统往往经过精心设计，能够更好地与人体的骨组织结合。

最后，需要指出的是，虽然种植牙的使用寿命受到多种因素的影响，但患者通过良好的维护和使用习惯，以及选择优质的种植系统和医生，可以大大提高种植牙的成功率和长期稳定性。因此，患者在手术后，应遵医嘱进行定期的复查和维护，确保种植牙的健康和持久使用。

（周　建）

9. 种植修复后容易发生**食物嵌塞**吗

关键词

种植修复 食物嵌塞

食物嵌塞，即食物在咀嚼过程中嵌入相邻两牙之间的间隙。对患者来说，这可能是一个令人困扰的现象。那么，种植修复后真的容易发生食物嵌塞吗？

专家说

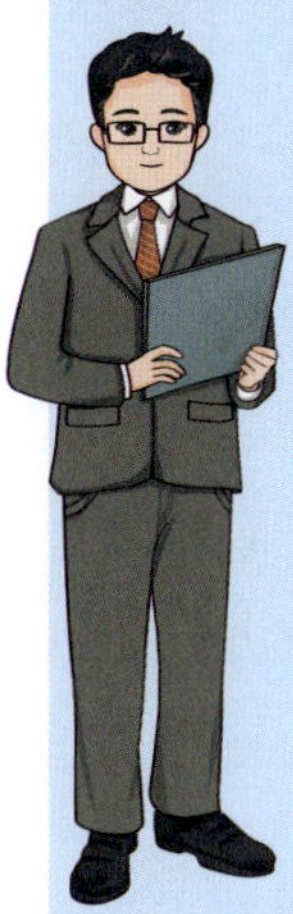

种植修复后确实容易发生食物嵌塞。食物嵌塞是一种常见的种植固定修复后并发症，发生率较高且危害大。在咀嚼过程中，食物可能会嵌入相邻两牙之间的间隙，特别是种植牙与天然牙、种植牙与种植牙之间的间隙。在日常生活中，这种现象会给患者带来不便，对牙体及牙周组织的危害性也较大，可引起局部牙龈肿痛、牙龈退缩、牙槽骨吸收、邻面龋、根面龋和口腔异味等问题，严重时还会导致局部牙周炎。种植修复后食物嵌塞的发生原因复杂多样，主要包括以下几个方面。

（1）缺牙过久导致相邻天然牙发生倾斜、移位，对颌牙伸长，义齿与天然牙之间的三角缝隙增大，邻面接触异常。

（2）由于牙齿拔除前的炎症导致病理性骨破坏，以及牙齿缺失后的生理性牙槽骨吸收，伴随着牙龈退缩、龈乳头高度降低等情况，牙种植术后也无法完全恢复，因此形成食物嵌塞的空间。

（3）天然牙具有生理性动度的特点，而种植体与牙槽骨结合后不会移动，长时间后天然牙与种植牙之间会产生微小的缝隙，称为邻接丧失。当缝隙超过一定大小时即可发生明显的食物嵌塞。

（4）缺牙区旁边的邻牙位置异常或方向异常，导致种植牙难以恢复理想的邻接关系。

（5）种植体与周围牙齿的间隙过大，或者种植体周围的牙龈组织因炎症或感染而肿胀，也可能导致食物嵌塞。

（6）咬合关系不正常、口腔卫生习惯不佳、口干等，也可能导致食物嵌塞的发生。

临床上尚无简单有效的治疗手段来完全解决种植修复后的食物嵌塞问题，通常以预防为主。在明确成因后，可以综合运用口腔修复、牙周、口腔正畸等多学科手段来缓解或解决食物嵌塞问题。同时，患者也应注意保持良好的口腔卫生习惯，定期进行口腔检查和维护，减少食物嵌塞的发生。

（周　建）

10. 为什么**种植牙**会**松动**

种植牙为众多牙齿缺失患者带来了福音。然而，有时种植牙也会出现松动的情况，这给患者带来了困扰和不安。那么，为什么种植牙会松动呢？这背后涉及多个复杂因素，包括使用时间过长、使用方法不当、咬合创伤、牙周炎、口腔卫生状况不佳、医生操作不当等。了解这些原因，有助于我们更好地预防和处理种植牙松动的问题，确保种植牙的长期稳定和持久。

关键词

种植牙　松动　主要原因

专家说

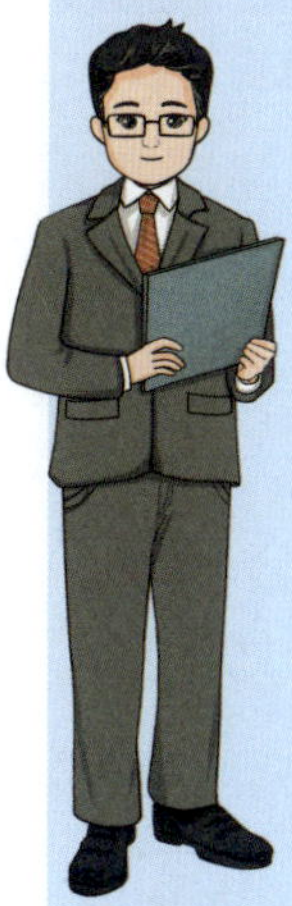

种植牙在正常情况下是非常稳固的，但也可能由于多种因素出现松动现象，主要包括以下几个方面。

（1）骨结合不良

1）种植牙需要在良好的骨结合基础上进行，如果骨结合不良，种植体与骨组织之间的结合力就会减弱，导致种植牙松动。

2）骨结合不良可能由多种因素引起，如缺牙时间过长、骨量不足、骨质疏松等。

（2）使用时间过长或使用不当

1）种植牙有一定的使用寿命，超过使用寿命后，牙冠、基台、种植体可能会出现松动。

2）长期使用种植牙咀嚼硬物，容易导致其发生损坏或松动。

（3）咬合创伤：如咬合高点或咬合紊乱，容易导致种植牙受力不均，长期可引起牙槽骨吸收，从而导致种植牙松动。

（4）牙周炎：如果口腔卫生状况保持得不好，可能导致牙周炎。牙周炎可引起牙槽骨吸收，从而使种植牙松动，还可能伴有牙龈肿痛，甚至溢脓。

（5）种植体周炎：这是种植牙松动的一个重要原因。如果缺牙时间比较久，角化牙龈减少，种植修复后角化牙龈量不足，甚至囤积大量的食物残渣，可引起种植体炎性松动。

（6）基台和牙冠松动：种植牙主要由种植体、基台和牙冠三部分组成，松动可能是其中一部分松动引起的。例如，牙冠可能因粘接不紧、螺丝松动而松动，基台也可能因螺丝松动而松动。

健康加油站

当种植牙出现松动后，建议患者及时采取如下措施保护和恢复牙齿的稳定性。

（1）就诊咨询：立即就诊咨询专业的种植医生，进行详细口腔检查，确定种植牙松动的原因，并接受适当的治疗建议。

（2）保持口腔卫生：在等待就诊期间，保持口腔卫生至关重要。使用软毛牙刷、牙线和漱口水彻底清洁种植牙周围的区域，去除可能引起感染的细菌。

（3）**避免咀嚼硬物**：尽量避免使用松动的种植牙咀嚼硬物，以防止进一步损伤。

（周　建）

第十章

牙齿美容

一

牙齿美容的适应证与时机

1. 牙齿美白有哪些常见方式

亮白的牙齿不仅能提升个人形象，还能增强自信心。随着美容意识的提高，越来越多的人开始关注牙齿美白的问题。无论是年龄增长、饮食习惯，还是其他因素导致的牙齿变黄或变色，现代口腔技术都提供了多种有效的解决方案。

关键词

冷光美白　家庭美白　贴面

专家说

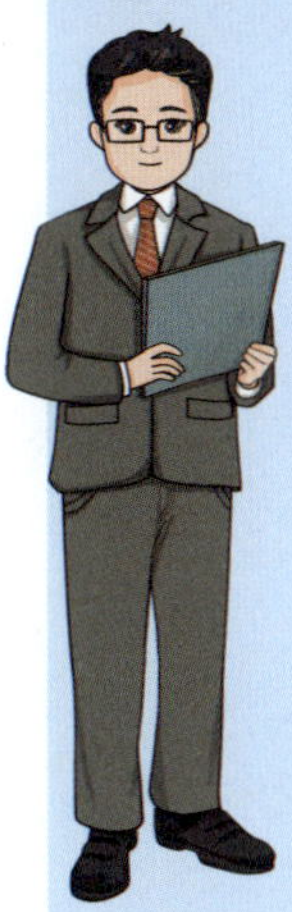

牙齿美白常见的方式有以下几种。

（1）**龈上洁治：**通过去除牙齿表面的牙菌斑、牙石及一些外源性色素，使牙齿恢复原本的颜色。对长期吸烟、喝咖啡等导致牙齿表面着色的情况较为有效。通常建议每半年到 1 年洁治 1 次，不仅能美白牙齿，还可维护口腔健康。

（2）**冷光美白：**是一种流行的化学漂白方法。治疗时，在牙齿上涂抹美白剂，然后用冷光照射，加速美白剂与牙齿色素的化学反应，使牙齿在短时间内显著变白。不过，这种方式可能会让牙齿在术后出现短暂的敏感（图 10-1）。

（3）**家庭美白：**在医生的指导下，将美白凝胶放入定制的美白牙托中，每天按要求配戴，持续一段时间后就能看到牙齿颜色逐渐改善、变白，过程比较温和，适合对牙齿美白要求不是特别急迫的人群。

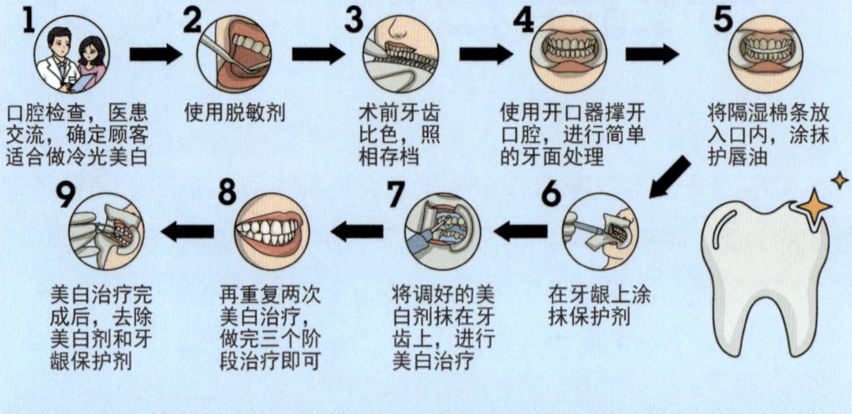

图 10-1　冷光美白

（4）贴面美白：通过把贴面粘接在牙齿表面来实现美白。该方法用于遮盖牙齿的变色、缺损等问题，效果持久，但费用较高，并且可能需要磨除少量牙齿表面的牙体组织。

（陈莉莉）

2. 牙齿美容可以修复牙齿缺损吗

微笑是我们社交互动中最直接的表达友好的方式，牙齿缺损不仅影响美观，还可能导致咀嚼功能障碍和口腔健康问题。无论是外伤、龋病，还是先天性缺陷造成的牙齿缺损，都有相应的解决方法。

专家说

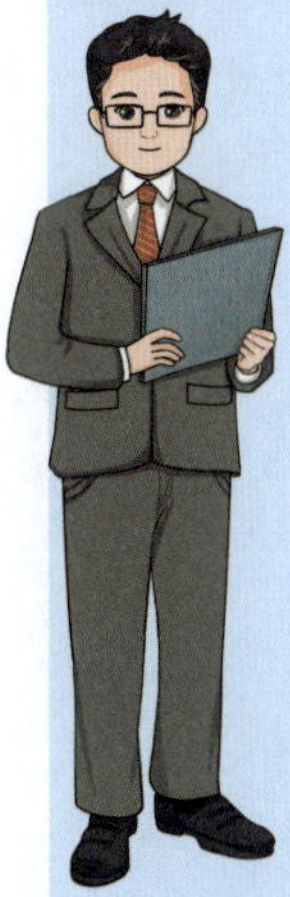

牙齿缺损美容修复的常见方式是贴面修复。贴面有瓷贴面和树脂贴面两种。

瓷贴面具有良好的美观性和生物相容性，颜色和天然牙相似，能够很好地遮盖牙齿表面的缺损。在制作瓷贴面时，医生会先对牙齿进行少量磨除，以保证贴面有合适的空间进行粘接，然后根据患者牙齿的形状、颜色等制作出个性化的贴面，最后将其牢固地粘在牙齿表面上。这样牙齿缺损的部分就被有效遮盖，牙齿看起来完整、美观。

树脂贴面也是不错的选择。它的操作相对简便，价格也比较亲民。医生可以直接在患者口腔内对缺损的牙齿进行树脂材料的填充和塑形，经过精细打磨，让牙齿恢复正常的外观。

另外，全瓷冠也用于修复牙齿缺损。对于缺损较大累及牙髓的牙齿，先进行根管治疗，然后进行牙体预备（即“磨小”），制作与患者牙齿颜色和形态匹配的全瓷冠，套在牙齿上，就像给牙齿穿上了一件“保护衣”，不仅修复了缺损，还增强了牙齿的强度。

不过，这些牙齿美容修复方式都需要专业医生操作，以确保修复效果和口腔健康。

（陈莉莉）

二

牙齿美容的治疗方式和优缺点

3. 冷光美白会不会对牙齿造成永久性损伤

关键词

冷光美白

在追求洁白牙齿的同时，许多人会担心美白过程是否会对牙齿造成损伤。冷光美白因快速有效而受到广泛关注。那么，这种技术到底对牙齿健康有何影响？是否真的安全可靠？

专家说

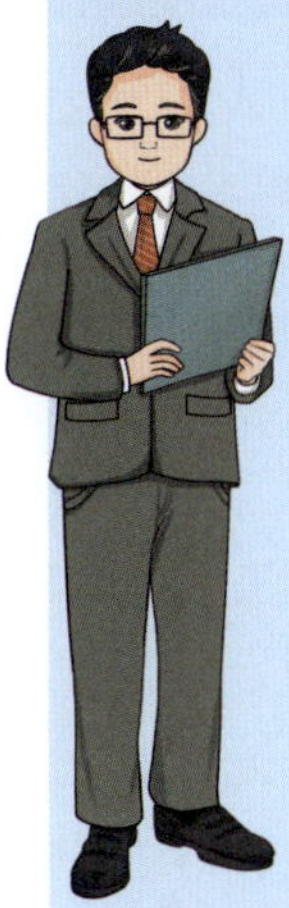

冷光美白一般不会对牙齿造成永久性损伤。原理是通过低温冷光照射激活美白剂中的过氧化氢等成分，使其反应产生自由基来分解牙齿内部的色素。在此过程中，牙齿感受到的温度较低，不会引起过度敏感。但如果患者牙齿有隐裂或磨损的情况，治疗结束后很可能会出现牙齿敏感不适。同时，美白过程中的化学物质和冷光可能会使牙齿表面的牙釉质出现短暂的脱矿现象，这也是为什么有些人在冷光美白后会感觉牙齿有些敏感。

不过，这种敏感通常是暂时的，6~24 小时后便会消失。因为口腔内的唾液中含有钙、磷等矿物质，会帮助牙釉质再矿化，从而缓解牙齿的敏感不适。

正规医疗机构的专业医生，会根据患者牙齿的具体情况控制美白剂的浓度和冷光照射的强度、时间等。这样可以在保证美白效果的同时，最大限度地减少对牙齿的伤害。

但如果接受过于频繁的美白操作，或者使用不正规的美白产品和设备，可能会对牙齿造成比较严重的，甚至是永久性的损伤，比如过度损伤牙釉质，导致牙齿长期敏感、容易龋坏等问题。

（陈莉莉）

4. 家庭美白效果如何

家庭美白以使用便捷、相对温和的特点成为许多人的首选方案。在家中进行牙齿美白，避免了频繁往返医院的不便，但每个人的牙齿状况不同，美白需求各异，家庭美白真的适合所有人吗？

专家说

家庭美白的效果明显，但存在个体差异

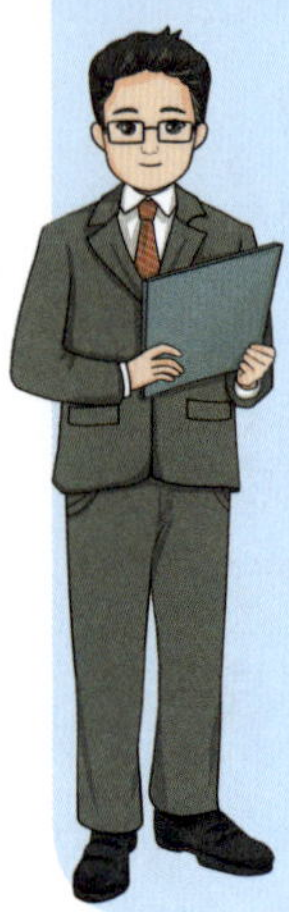

从美白程度上看，家庭美白能够有效改善牙齿的色泽。通过持续使用美白牙托和美白凝胶，能够有效改善牙齿色泽，使用几周后，牙齿通常可以提亮 2~6 个色阶。这对于日常用餐、咖啡、茶等外源性色素沉着导致的牙齿变色有显著改善作用，能让牙齿恢复到比较自然的亮白状态。

和其他美白方式相比，家庭美白的效果是渐进式的。这种温和的美白过程使牙齿颜色的改变更加自然。

与冷光美白等可以在短时间内产生显著美白效果的方式不同，家庭美白通过每天配戴牙托，使美白凝胶慢慢渗透到牙齿内部，分解色素，让使用者在不知不觉中逐渐变白。

然而，家庭美白的效果也受多种因素的影响。首先是使用者的依从性，家庭美白通常需要夜间配戴几个小时，如果不能遵医嘱坚持配戴，美白效果就会大打折扣。其次，牙齿变色的原因和程度也很关键，对于内源性着色严重的牙齿，家庭美白的效果可能不如外源性着色的牙齿明显。此外，美白产品的质量也会影响效果，高质量的美白凝胶和合适的牙托能更好地保证美白的效率和质量。

（陈莉莉）

三

牙齿美容的后期维护

5. 牙齿美容后需要定期复查吗？周期是多久

关键词

牙齿美容　定期复查

牙齿美容不是一次性的治疗过程，需要患者长期维护。许多患者往往忽视了这一重要环节，认为牙齿美容完成后就万事大吉，实则不然。

专家说

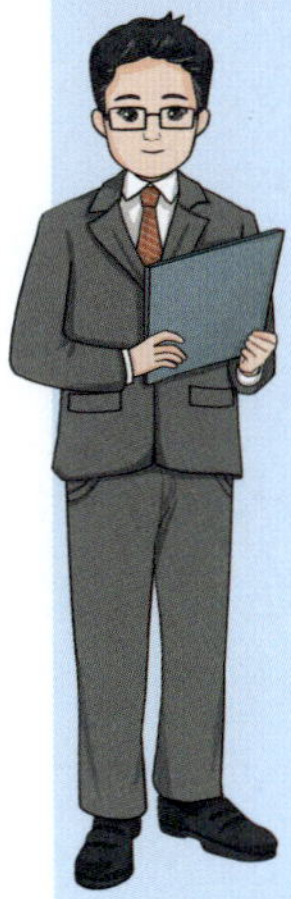

牙齿美容后是需要定期复查的

对于不同的牙齿美容方式，复查周期会有所不同。以牙齿美白为例，冷光美白后，建议在术后 1~2 周进行首次复查。复查时可以观察美白效果是否稳定，及时发现并处理可能的并发症，如牙本质敏感症、牙龈损伤等。如果发现牙齿敏感较为严重，医生可以采取相应的措施来缓解，如使用抗牙本质敏感牙膏等。之后可每 3~6 个月复查 1 次，以便及时发现牙齿颜色的变化，必要时进行再次美白或采取维护措施。

牙齿贴面修复后，初期复查时间一般在术后 1 周左右。医生主要检查贴面的密合情况，看是否有贴面松动、边缘密合性不佳等问题。之后可以每 3~6 个月复查 1 次。因为随着时间的推移和日常咀嚼等活动，贴面可能会出现磨损、变色或边缘微渗漏等情况。定期复查能够及时发现并处理这些问题，从而延长贴面的使用寿命。

对于全瓷冠修复，术后 1 周左右的复查同样关键，医生要检查牙冠是否合适，有无咬合高点等影响咀嚼功能和口腔健康的因素。后续每半年复查 1 次，查看牙冠是否松动、牙龈有无炎症等情况，以确保牙冠的正常使用和口腔的整体健康。

（陈莉莉）

关键词 牙齿颜色不均 牙齿美容 牙齿贴面

6. 牙齿美容可以改善牙齿的颜色不均吗

微笑是人际沟通的重要桥梁，牙齿颜色不均却可能让我们在社交场合感到尴尬和不自信。这种情况可能源于牙齿的内源性着色（如四环素牙、氟牙症）、外源性着色（如长期饮用咖啡、茶或吸烟），或者年龄增长导致的牙齿磨损与变色。

专家说

牙齿美容可以有效改善牙齿颜色不均的情况

方式主要为牙齿美白、牙齿贴面。

牙齿美白是改善颜色不均的常用方法之一。比如冷光美白，是通过在牙齿表面涂抹美白剂，利用冷光照射来激活美白剂中的有效成分，使其渗入牙齿内部，

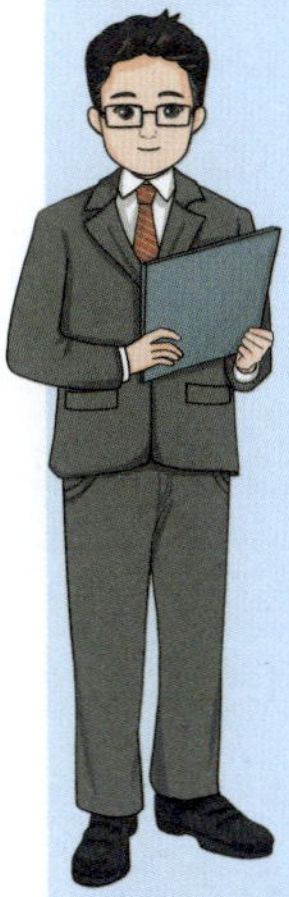

与色素分子发生化学反应，将其分解。对于长期饮用咖啡、茶或吸烟等导致的牙齿颜色不均，冷光美白可以使牙齿整体颜色变浅，减少颜色差异，让牙齿色泽更加均匀明亮。

家庭美白也有类似的效果。患者通过配戴含有美白凝胶的牙托，逐步去除色素。这种方式比较温和，在持续使用一段时间后，能够明显改善牙齿颜色不均的现象，尤其适用于颜色差异不是特别显著的情况。

牙齿贴面也是改善颜色不均的优选方案。瓷贴面和树脂贴面都可以有效遮盖牙齿表面的颜色瑕疵。医生会根据患者其他正常牙齿的颜色来制作贴面，然后将其粘接在颜色不均的牙齿上，就像给牙齿穿上了一件“新衣”，从外观上直接掩盖了颜色差异，使牙齿看起来颜色一致、美观自然。而且贴面具有良好的稳定性和持久性，能够在较长时间内保持牙齿颜色的均匀和美观。

（陈莉莉）

关键词

牙齿过小　贴面

7. 牙齿美容能够解决**牙齿过小**的问题吗

在追求完美笑容的过程中，牙齿大小的协调性扮演着至关重要的角色。当牙齿过小时，不仅会影响整体面部美观，还可能导致咀嚼功能受限，甚至引发口腔健康问题。

专家说

牙齿美容可以解决牙齿过小的问题

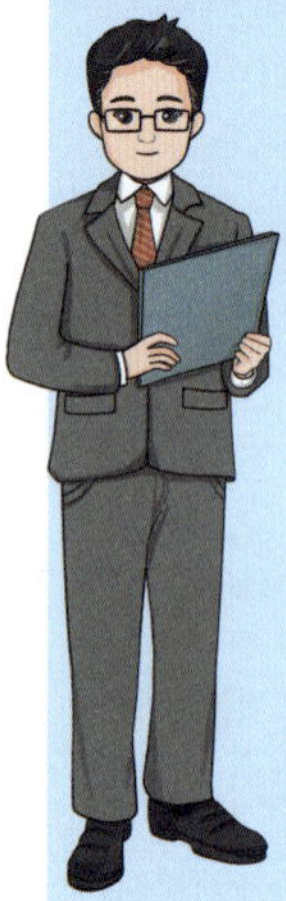

牙齿贴面是解决牙齿过小的有效方式之一。无论是瓷贴面还是树脂贴面，医生都会根据患者的牙齿大小和形状来设计贴面。首先对牙齿表面进行适当的磨除，为贴面提供修复空间，然后制作出比原本牙齿更符合美学标准的贴面，将其粘接在牙齿表面，使牙齿形态得以改善，并且能够与相邻牙齿在大小和比例上更加协调。贴面的颜色可以和其他牙齿相配，在改善牙齿形态的同时也能保证牙齿色泽的自然美观。

全瓷冠也能改善牙齿过小。对于过小的牙齿，必要时先进行牙体预备，再制作全瓷冠。全瓷材料具有良好的生物相容性和美观性。在制作牙冠时，可以根据患者的口腔情况和邻牙形态来精确设计牙冠的大小，改变牙齿过小的外观，恢复正常的解剖形态。而且全瓷冠的强度能够满足正常的咀嚼需求，在功能和美观上都能起到很好的作用。

不过，这些牙齿美容方式虽然可以解决牙齿过小的问题，但也需要专业医生根据患者的具体口腔状况、牙齿健康情况等来综合判断和操作，以确保治疗的安全性和有效性。

（陈莉莉）

8. 怎样避免
牙齿美容后染色

关键词

牙齿美容　染色

美丽的笑容需要精心维护，尤其是在进行牙齿美容治疗后。牙齿美容后的染色问题是许多患者面临的常见困扰，它不仅会影响美容效果，还可能缩短修复体的使用寿命。然而，通过正确的日常护理和适当的生活习惯调整，这些问题完全可以得到有效预防。

专家说

要避免牙齿美容后染色，需要从多个方面入手

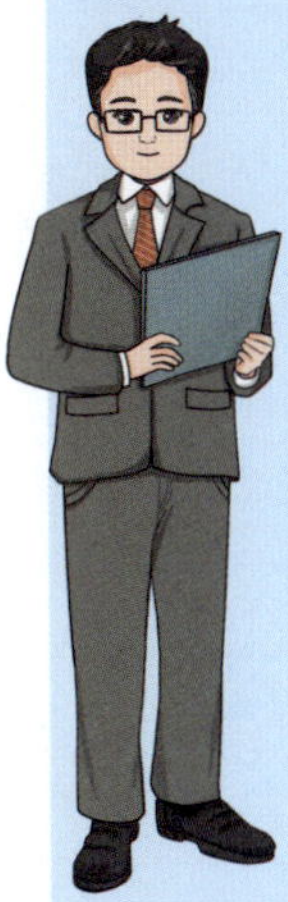

首先，在饮食方面要格外注意。尽量减少食用容易染色的食物，如咖啡、茶、红酒、酱油、咖喱等。如果实在无法避免，建议使用吸管饮用有色饮料，减少饮料与牙齿的接触面积。而且在食用这些易染色的食物后，应尽快漱口，最好是用清水或不含酒精的漱口水，将残留在牙齿表面的色素冲洗掉。

其次，口腔卫生习惯也非常重要。保持良好的刷牙习惯，每天至少刷牙 2 次，使用软毛牙刷和含氟牙膏。每次刷牙时间不少于 2 分钟，确保牙齿的每个面都能得到清洁。另外，还可以配合使用牙线，进一步清除牙间隙的食物残渣和菌斑，因为这些物质长期积累，也会增加牙齿染色的风险。

对于进行了牙齿美白的人来说，有些美白后的牙齿在一段时间内比较敏感，可以选择具有抗染色和抗牙本质敏感双重功效的牙膏。这种牙膏不仅能帮助防止牙齿染色，还能缓解牙齿可能出现的敏感症状。

最后，如果选择了牙齿贴面等美容方式，要按照医生的建议定期复查。因为贴面的边缘等部位可能会出现微渗漏等情况，使染色物质通过这些部位进入牙齿内部。定期检查可以及时发现问题并妥善处理。

（陈莉莉）

第十一章

口腔日常保健

一

口腔清洁工具和方法

1. 如何根据牙齿缝隙大小，选择“牙缝”清洁工具

关键词

『牙缝』清洁　牙线　牙间隙刷

牙齿缝隙容易滞留牙菌斑和软垢，单纯刷牙并不能完全清除牙齿上的菌斑、软垢，因此，清洁牙间隙（俗称“牙缝”）也是日常口腔保健的重要环节。那么，该如何选择牙间隙清洁工具呢？

专家说

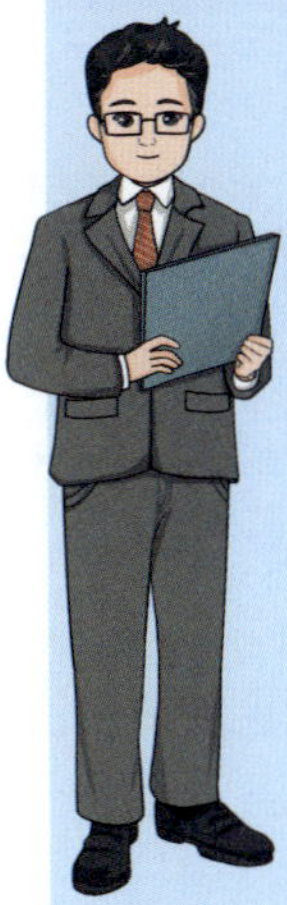

牙间隙容易滞留牙菌斑和软垢，单纯刷牙对于清除相邻牙间隙的菌斑和软垢作用有限，因此，清洁牙间隙也是日常口腔保健的重要环节（图 11-1）。

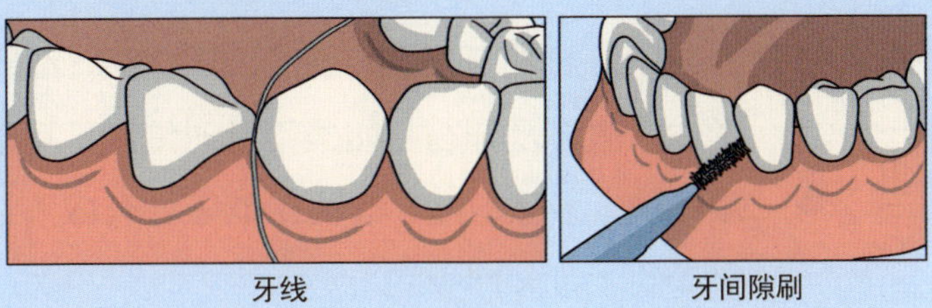

图 11-1　清洁牙间隙

牙间隙清洁应每天至少进行一次，可以根据牙间隙大小，选择牙线或牙间隙刷。另外，冲牙器也可作为辅助工具。

（1）牙线：对于牙间隙紧密的情况，牙线是首选。牙线一般由尼龙丝或涤纶制成，分为卷轴牙线和牙线棒两种。使用牙线时用示指和拇指握住牙线，以“前后拉锯式”进入牙间隙，呈“C”形包绕牙间隙两侧的

牙面，上下刮擦进行清洁。

（2）牙间隙刷：对于牙间隙较宽的情况，适合选择牙间隙刷。牙间隙刷有不同的型号，以适应不同大小的牙间隙。使用牙间隙刷时，将刷头轻轻插入牙间隙，从牙间隙的颊侧移动到舌侧，反向朝外刷，同时压迫龈乳头，对牙龈下区域进行清洁。

（3）冲牙器：通过脉冲水流冲击牙间隙，有效清除非附着性菌斑及食物残渣，使用方便。不过，冲牙器不能完全替代刷牙和其他牙间隙清洁工具，只能作为一种辅助清洁的手段。

健康加油站

清洁牙间隙的必要性

（1）预防牙周病：牙间隙中容易存留食物残渣，形成牙菌斑及牙石，如果不及时清除，可能会导致牙龈红肿、牙龈退缩、牙齿松动等。有效清洁牙间隙可以降低牙周病的风险。

（2）预防龋病：细菌利用牙间隙中的食物残渣产生酸性物质，侵蚀牙齿，导致龋病。清洁牙间隙有助于保护牙齿免受龋病的侵害。

（3）减少口腔异味：细菌分解牙间隙中残留的食物残渣产生硫化物，发出腐败的味道，这是口腔异味的常见原因之一。通过清洁牙间隙，可以从源头减少细菌滋生，减轻或消除口腔异味。

（司　燕）

2. 使用**电动牙刷**就可以高枕无忧了吗

关键词

电动牙刷　口腔清洁　口腔健康

电动牙刷因便利性和清洁效果佳逐渐成为越来越多家庭的首选。许多人认为，电动牙刷的“高效”意味着不需要过多关注刷牙的方式和时间，这种想法是错误的。

专家说

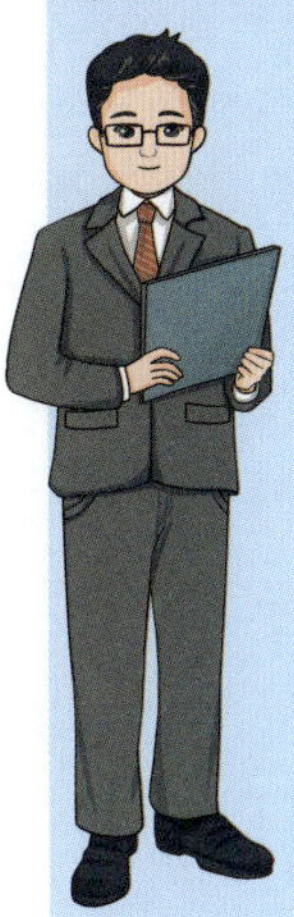

为什么使用电动牙刷还需要注意掌握正确的刷牙方法呢

首先，电动牙刷确实能有效去除牙菌斑。电动牙刷的刷头设计通常较小，便于深入口腔的每个角落，但如果刷牙的方式不正确，仍然可能无法清洁到位。刷牙时应将牙刷与牙龈呈 45° 角，便于清洁牙颈部的菌斑和软垢，但应避免过度加压，以防损伤牙龈和牙釉质。

其次，刷牙的时间也至关重要。许多人认为只要使用电动牙刷，便可以缩短刷牙时间，但实际上，推荐的刷牙时间是至少 2 分钟。

另外，电动牙刷的刷头也需要定期更换。如果刷头磨损严重，可能会导致清洁不彻底，因此建议每 3 个月更换 1 次刷头，以保证刷头的清洁效果。

此外，电动牙刷虽然在清洁方面有优势，但仍无法替代牙线等牙间隙清洁工具。需要在使用电动牙刷之后，选择适当的牙间隙清洁工具来清洁牙齿的邻面。

总之，使用电动牙刷并不能让人高枕无忧，仍需要注意刷牙的方式、时间、刷头的更换等。只有做到这些，才能更好地维护口腔健康。

关键词：冲牙器 口腔清洁 口腔健康

健康术语

牙菌斑

黏附在牙齿表面的透明薄膜，主要由细菌、食物残渣和唾液成分组成。牙菌斑是龋病和牙周病的主要病因。若不及时清除，牙菌斑便会逐渐矿化为牙石，增加罹患龋病和牙周病的风险。

（司　燕）

3. 冲牙器对于口腔清洁的作用有哪些

冲牙器，作为牙齿清洁辅助工具，随着科技的进步，逐渐成为牙齿护理界的新宠。那么，冲牙器对于口腔清洁的作用有哪些呢?

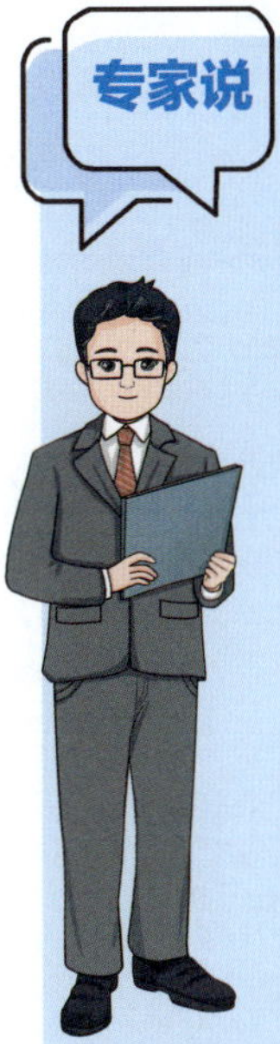

（1）清洁口腔：通过高压脉冲水流，冲牙器能够深入牙齿和牙龈之间的狭小空隙，如牙间隙、牙龈边缘、牙根表面等，有效清除食物残渣和牙齿表面非附着性菌斑。

（2）预防口腔疾病：食物残渣及牙齿表面的牙菌斑能够导致牙齿受到侵蚀形成龋齿，并且能刺激牙龈红肿、牙槽骨吸收及牙齿松动导致牙周病。冲牙器能够辅助预防龋病、牙周病等常见口腔疾病，高压脉冲水流还能按摩牙龈，促进血液循环，增强牙龈健康。

（3）辅助正畸治疗：对于配戴固定矫治器或其他正畸装置的人，冲牙器可以穿过矫治器间隙，精准清理牙刷难以抵达的牙面，同时也可以缓解矫治器长时间压迫牙龈带来的不适。

（4）清新口气，预防口腔异味：冲牙器能够有效去除食物残渣和松散细菌，同时也能清洁舌苔，使口气保持清新。

虽然冲牙器不能完全替代刷牙、牙线及牙间隙刷的使用，但它仍是维护口腔健康的好帮手。

（司　燕）

4. 舌部应该如何清洁

关键词 舌苔清洁 口腔异味 舌苔清洁器

保持口腔清新不仅仅是刷牙这么简单，清洁舌头也重要！舌苔清洁是保持口腔卫生的方法之一，尤其对于预防口腔异味和减少细菌滋生具有显著作用。那该怎么样清洁舌苔？

专家说

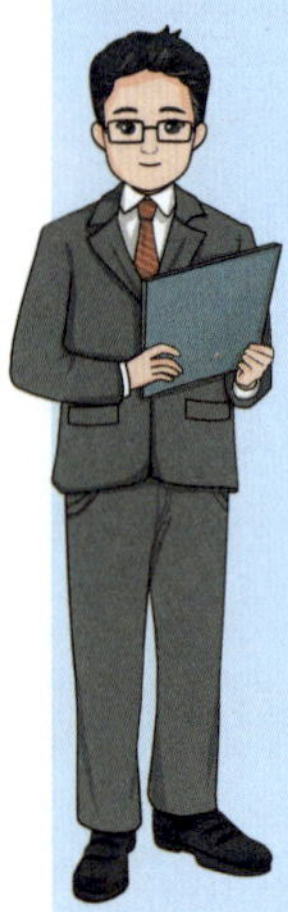

舌头表面有一层淡淡的白色物质，称为“舌苔”，是脱落的上皮细胞、食物残渣和细菌等物质的混合物。舌头表面有很多小凸起和沟纹，沟纹舌患者易积聚食物残渣和细菌。当细菌在舌背上快速增殖时，可引发口腔异味和潜在的口腔健康问题。

舌苔清洁的重点区域是舌背的后 1/3 部分。舌背的前 2/3 在与硬腭接触或与食物摩擦的过程中，可进行一定程度的自洁，而舌背的后 1/3 部分缺乏摩擦，容易堆积细菌。

常用的舌苔清洁工具包括牙刷、舌苔清洁器和刮舌带，不同的工具适合不同需求的人群。

（1）牙刷：可以作为基础的舌苔清洁工具，使用时轻轻放在舌中、后 1/3（舌背界沟）处，刷毛向前旋转刷动 6~8 次即可。软毛牙刷效果较佳，硬毛牙刷在清洁舌苔时可能损伤舌背的软组织。另外，咽反射敏感的人可能会产生不适感。

（2）舌苔清洁器：是一种专门用来清洁舌头的小工具（图 11-2），有圆弧形和平板形两种设计，部分带有刷毛。相比牙刷，舌苔清洁器更适合咽反射敏感的人群，特别是平板形设计的清洁器使用更为舒适。使用时将清洁器轻轻从后向前扫动，重复 3~4 次可有效清除舌苔。

（3）刮舌带：是一种金属或塑料材质的清洁带，两端带有圆环或手柄，使用时将中间部分放在舌背界沟处向前轻扫，能够深入清洁舌背且不损伤组织，对咽反射敏感的人特别适用。

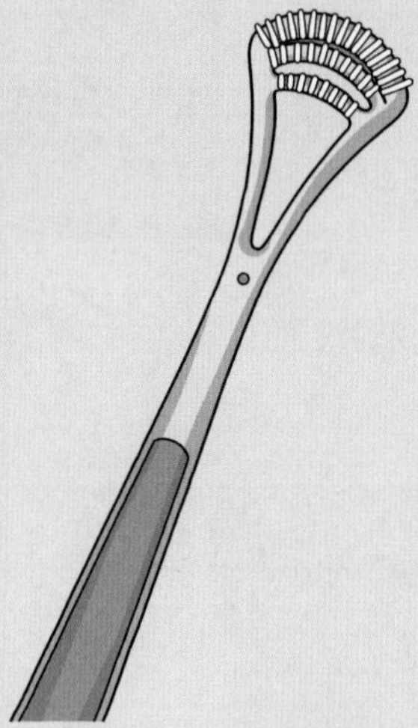

图 11-2　舌苔清洁器

定期清洁舌苔不仅有助于减少牙菌斑的堆积，预防龋病和牙周病的发生，还可以通过降低口腔内的细菌含量，预防吸入性肺炎等全身性健康问题。

（司　燕）

二

口腔健康相关饮食指导

5. **非游离糖**有哪些？对口腔健康有危害吗

关键词

非游离糖　龋病

小时候，我们时常被叮嘱“吃糖多容易坏牙”。但我们日常生活中的水果也有很多是甜的，要控制这些食物的摄入吗？

专家说

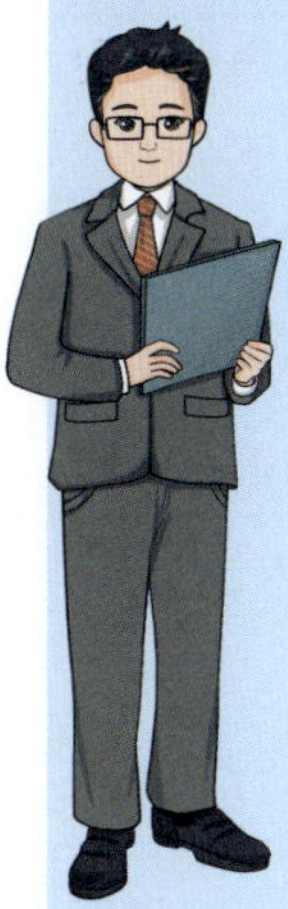

糖可分为两类——非游离糖和游离糖。

（1）非游离糖：主要包括新鲜水果蔬菜中的果糖、奶类中的乳糖，以及谷薯类中的淀粉。这些非游离糖存在于天然食物中，有细胞壁包裹，消化过程相对缓慢，不易直接接触牙齿，不会被口腔内的致龋菌利用产酸，因此也不会导致龋病的发生。

（2）游离糖：游离糖包括添加到食品中的糖，例如在成分表中常见的蔗糖、麦芽糖、果葡糖浆等都属于游离糖。除此以外，游离糖还隐藏在一些天然食品中，比如蜂蜜、果汁等。

非游离糖和游离糖的转化：完整水果中的非游离糖，消化过程缓慢，不易致龋，但水果制作成果汁后，非游离糖会变成游离糖，更容易附着在牙齿表面，致龋性也会大大增加。因此，存在于果汁中的游离糖，尽管常给人“天然”“健康”的印象，但致龋性较强，对口腔健康危害较大。

非游离糖中酸度高的水果也会损害牙齿，如柠檬和葡萄柚等。频繁进食酸度高的水果，即使没有细菌的作用，也可能损伤牙齿，引起牙齿敏感。高酸度水果的进食小贴士：①适量食用；②不要长时间含在嘴里；③在用餐时进食，减少餐间进食频率，尽量减少牙齿接触酸的时间；④进食后漱口，可以咀嚼无糖口香糖，帮助减少口腔处于酸性环境的时间。

健康加油站

牙齿怕糖也怕酸

牙齿，虽是人体中最坚硬的结构，却也有脆弱之处——对酸性物质较为敏感。日常饮食中的碳酸饮料、酸性食物及含糖零食等都是牙齿的“隐形敌人”，它们能侵蚀牙体组织，引发龋病和牙本质敏感症等口腔问题。为了保护我们的牙齿，记得均衡饮食，减少酸性食物的摄入，饭后及时用清水漱口，使用含氟牙膏增强牙齿抗酸性，定期进行专业的口腔检查及清洁，让牙齿远离酸性物质的威胁，闪耀健康光彩！

（司　燕）

6. **游离糖**对口腔健康的危害有哪些

关键词

游离糖 龋病

在我们的日常饮食中，无论是天冷时的一杯温暖奶茶，备考熬夜时的零食，还是追剧、运动时的饮料，或者应对生活压力时的甜蜜慰藉，总是悄然出现游离糖的影子。这些看似平凡的小习惯，却在无形中给我们的口腔健康带来了挑战。

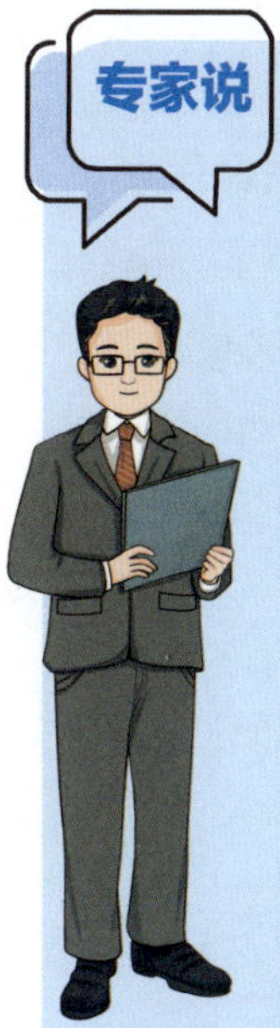

在食品生产、制备、加工中，添加的蔗糖、葡萄糖、果糖及糖浆都是游离糖，也称为“添加糖”。添加糖是纯能量食物，也称“空热量”食物，摄入过多可降低其他营养食品的摄入及吸收，破坏膳食平衡，导致能量过剩、体重增加、肥胖，以及糖尿病风险增加。

游离糖是口腔中致龋菌的“养料”，这些细菌能将游离糖分解产生酸性物质，使口腔内的酸碱值（pH）迅速下降，形成酸性环境。当 pH 下降至临界值 5.5 以下时，牙齿表面开始受到破坏，龋病的发生风险上升。因此，游离糖在口腔内停留的时间越长，细菌利用糖代谢产酸的时间越长，形成龋病的风险越高。

WHO 建议减少游离糖的摄入量，成人和儿童的游离糖摄入量应减至全天摄入总能量的 10% 以内，最好进一步降至 5%。按照正常成人的能量需求计算，建议游离糖每天摄入不超过 50g，最好低于 25g。

为了控制游离糖的摄入量，我们首先应当学会辨别生活中的游离糖。

（1）游离糖

1）名称中含有“糖”字：白砂糖、蔗糖、葡萄糖、果糖、麦芽糖、玉米糖浆、果葡糖浆等。

2）名称中不含“糖”字：果汁和蜂蜜等。

（2）不属于游离糖的糖替代品：山梨糖醇、木糖醇等糖醇类物质，虽然有“糖”字，但并不属于游离糖，而是糖替代品。它们的甜味与糖差不多，但是不能被细菌利用，因此没有致龋性或致龋性很低。对于“甜食控”来说，糖醇类物质不仅能够满足人们对甜味的渴望，还能在享受甜味的同时减少龋病的风险，这无疑是一种理想的健康选择。

（司　燕）

三

口腔自我检查与专业检查

7. 需要多久进行一次**口腔检查**

关键词

口腔检查 龋病 牙周病

在日常生活中，很多人往往忽视了定期口腔检查，认为只要没有明显的不适就不需要去看口腔医生。事实上，口腔健康问题如龋病、牙周病，在早期常常没有明显症状，只有通过专业的口腔检查才能早期发现和处理潜在问题。那么，我们究竟需要多久去检查一次口腔，才能有效预防口腔疾病呢？

专家说

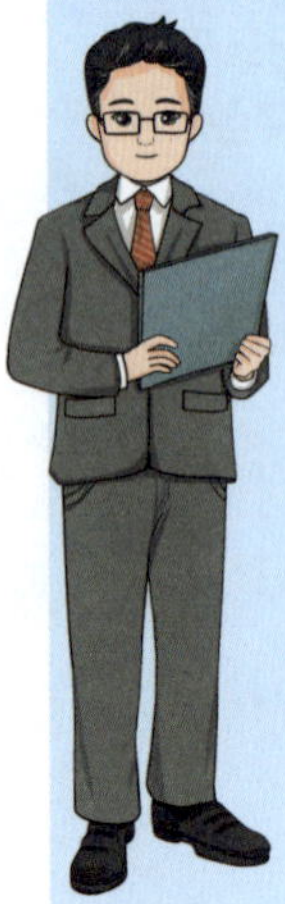

一般建议，每6个月进行1次口腔检查

我们建议成年人每6个月进行1次口腔检查。很多口腔问题（如龋病、牙周病）会在数月内从轻度发展为较为严重的情况。如果能够每半年检查1次，口腔医生可以及时发现这些早期问题，并采取相应措施，防止问题进一步恶化。

个性化检查频率——视个人口腔状况和风险而定

口腔检查频率其实并非“一刀切”，应根据个人的口腔健康状况、生活习惯和年龄等因素进行调整。以下是几种典型情况。

（1）高风险人群： 吸烟者、糖尿病患者、多发龋病和牙周病史的人群，属于口腔疾病的高风险人群。

这类人群建议每 3~4 个月进行 1 次检查，以便及时发现和处理潜在问题。

（2）口腔卫生状况良好人群：如果一个人长期保持良好的口腔卫生习惯，且无明显的龋病、龈炎等症状，可以适当延长检查的间隔时间，但不宜超过 1 年，因为一些口腔疾病在早期并无症状，定期检查可以确保健康的口腔状态得以维持。

重视预防，定期检查

保持口腔健康的关键在于预防。定期的口腔检查可以帮助及时发现潜在的问题，避免进一步恶化，从而节省后续产生的治疗费用。通过定期检查，能保持口腔的清洁健康，减少疾病的发生风险。

（王　艳）

8. 看牙，需要**拍 X 线片**吗

关键词

口腔X线片　辐射

当我们张开嘴巴时，可以看到口腔内的牙齿、牙龈等丰富的结构。正如身体的其他部位一样，口腔中肉眼不可见的深层部位还有着更加复杂的结构和功能：在牙龈之下还有牙根和牙槽骨，在牙齿的内部还有牙髓腔……口腔中的病变常常累及这些肉眼看不到的部位，因此，需要 X 线片作为医生的“第二只眼睛”。

专家说

X 线片的作用

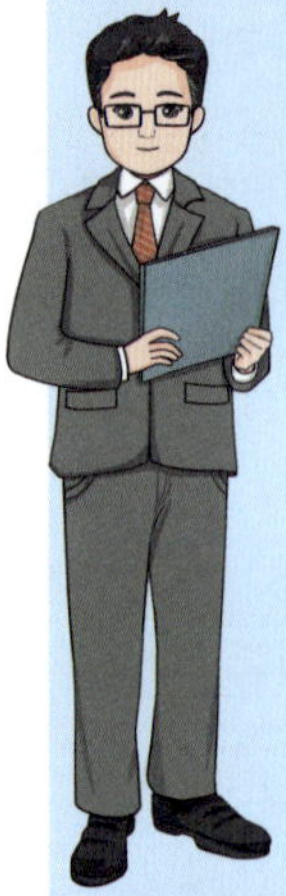

（1）准确诊断的利器： 许多口腔疾病，仅凭肉眼检查不足以看出问题，或者不能精确判断疾病进展的程度。例如，对于有些无症状的龋齿，医生可以通过 X 线片发现隐藏的龋坏病变；对于牙周病的进展程度，医生通过 X 线片对牙槽骨吸收的程度进行评估；对于完全埋伏在牙龈和 / 或牙槽骨之下的无症状的智齿和多生牙，只有通过 X 线片，才能显示出来。

（2）治疗计划的参考： 在制订治疗计划时，清晰明确的 X 线片为医生提供了宝贵的信息。例如，在对龋齿进行根管治疗前，X 线片可以帮助医生了解患牙根管的形态、长度等，从而制订更精确的计划；在正畸治疗前，X 线片可以揭示牙齿的排列和颌骨的发育情况，为矫治方案的设计提供精准的依据。

（3）治疗效果的跟踪： 治疗后，X 线片还可以用来监测治疗效果。例如，牙根管内的充填效果、正畸治疗的进展情况等都可以通过 X 线片进行评估，这对于确保治疗效果和及时调整治疗方案非常重要。

健康加油站

口腔 X 线片的辐射剂量安全吗

现代口腔医学使用的 X 线检查设备辐射剂量非常小，远远低于对人体造成危害的剂量水平。实际上，我们日常生活中也会不断接受自然环境的天然辐射；然而，拍摄一张根尖片的辐射剂量仅相当于数小时到 1 天的天然辐射剂量，拍摄一张全口牙位曲面体层片的辐射剂量相当于 2~4 天的天然辐射剂量，拍摄 1 次 CBCT 的辐射剂量相当于 15 天左右的天然辐射剂量。因此，对于绝大多数患者来说，拍摄 X 线片所接受的辐射剂量范围是安全的。

实际上，并非每次看牙都需要拍摄 X 线片。医生会根据患者的具体情况和治疗需要来决定是否进行 X 线检查。例如，对儿童和孕妇开具 X 线检查，医生会特别小心，尽量减少不必要的辐射暴露；在拍片过程中，也会有针对性地采取辐射防护措施，做到防护的最优化。

（王　艳）

第十二章

口腔健康与全身健康

一

牙周炎与糖尿病

1. 是**糖尿病**导致了**牙周炎**，还是牙周炎导致了糖尿病

关键词

牙周炎　糖尿病

吃糖会坏牙，这是我们从小就熟悉的道理，但如今，医生们发现“糖”会以另一种出人意料的方式——血糖——摧毁我们的牙，一种更加隐秘、难以察觉，甚至不太容易理解的方式，让牙齿“松于无形，掉而无影”。牙周炎和糖尿病之间有着怎样千丝万缕的联系呢？

专家说

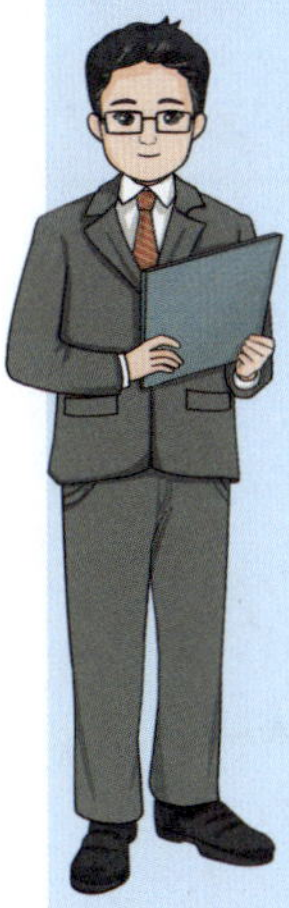

糖尿病和牙周炎可以说是一对“难兄难弟”，它们之间的关系类似“鸡生蛋还是蛋生鸡”的问题，因为两者可以互相影响、互相加重。

糖尿病是一种慢性病，是因为身体里的胰岛素不够用，或者身体对胰岛素不敏感，导致血糖控制不住，居高不下。长期的高血糖损害血管、神经，引起局部的并发症。牙周炎是一种牙齿周围的组织发炎的疾病。牙齿长在牙槽骨里，由于长期菌斑和牙石刺激，引起牙龈红肿出血、牙槽骨吸收，最终导致牙齿松动，甚至脱落。

那么，糖尿病和牙周炎是怎样相互促进的呢？糖尿病患者因为血糖高，身体的免疫力下降，更容易感染细菌，包括口腔里的细菌，这就让牙周炎有机可乘。持续高血糖状态损害全身循环系统，也包括牙龈和牙

槽骨内的血管，影响了牙周组织营养供应和防御能力。高血糖影响伤口愈合，让牙周炎更难治好。反过来，牙周炎的炎症反应会让血糖更难控制，因为炎症因子会影响全身细胞对胰岛素的敏感性。牙周炎患者口腔内可疑致病菌增多，这些细菌可能随着唾液进入肠道，干扰肠道菌群稳态和肠黏膜屏障，进而发生系统性炎症和胰岛素抵抗。这样就形成了一个恶性循环：糖尿病加重牙周炎，牙周炎又加重糖尿病。

所以，不能简单地说是谁导致了谁，糖尿病和牙周炎更像是一对狼狈为奸的“作案团伙”，让人应付起来捉襟见肘。如果得了糖尿病，个体就变得对牙周炎更加易感；而得了牙周炎，患者的血糖就更难控制，罹患糖尿病的风险也增加了。因此，无论是糖尿病患者还是普通人，都应该重视口腔健康，这样才能打破恶性循环，保持全身健康。

健康加油站

见微知著——从口腔表现发现糖尿病的蛛丝马迹

口腔疾病与全身疾病有着紧密的关联。实际上，一些特征性的口腔表现常能反映全身血糖情况，帮助我们发现和认识这一隐秘而危险的慢性疾病。

（1）牙周病：常表现为牙龈红肿、出血，严重时甚至会导致牙齿松动和脱落。

（2）口腔感染：糖尿病患者由于免疫力下降，更容易发生细菌和真菌感染，如口腔念珠菌感染，也就是我们常说的“鹅口疮”。

（3）口干与龋齿：高血糖使唾液腺功能下降，唾液分泌减少，导致口干症状，并增加了龋齿的风险。

（4）口腔黏膜病变：可能出现黏膜干燥、充血、水肿等。

（5）味觉改变：由于唾液成分的改变，糖尿病患者常常感受到味觉减退或改变。

如果在日常生活中，出现以上症状中的一种或多种，就要引起注意了，这可能提示我们血糖指标存在异常。

（王松灵）

2. 糖尿病患者需要更频繁地进行口腔检查吗

关键词

血糖管理　口腔检查　牙周基础治疗

糖尿病患者由于口腔疾病发生的风险较正常人群更高，格外需要细致、专业的检查，以及更加频繁的牙周维护。

专家说

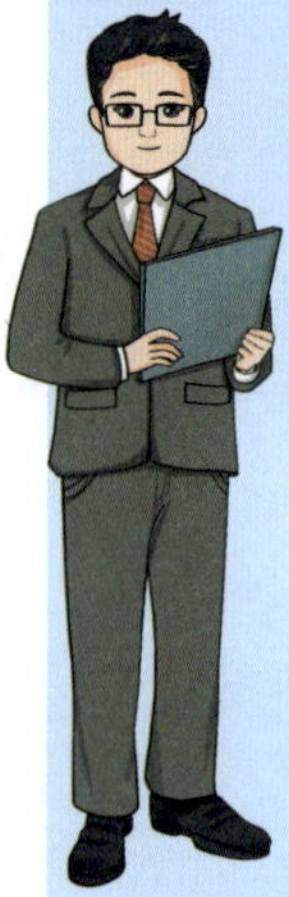

正如上了年纪的人更需要重视体检一样，糖尿病患者对口腔护理的重视程度需要格外强调。定期进行口腔检查，医生可以早点发现问题，早点处理，避免病情加重。而且，定期的牙周维护治疗还能帮助控制血糖，因为治疗口腔局部炎症可以帮助改善全身胰岛素敏感性。

以下是我们日常生活中的口腔护理建议。

（1）**养成良好的口腔卫生习惯：**每天至少刷牙 2 次，使用含氟牙膏，确保每次刷牙时间至少 2 分钟。每 3 个月更换 1 次牙刷。

（2）**使用牙线：**坚持使用牙线清洁牙间隙。

（3）**积极控制血糖和管理饮食：**良好的血糖控制可以减少口腔并发症的风险。避免高糖食物和饮料，减少口腔内细菌的滋生。

（4）**防止口干：**糖尿病患者可能会遇到口干的问题，增加水分摄入、使用人工唾液或保湿口腔喷雾可以缓解。

除了日常的口腔护理，还应当主动寻求医生的帮助，获得更专业的指导和治疗。

（1）**定期口腔检查：**每 3~6 个月进行 1 次口腔检查，以便及时发现和治疗潜在的口腔问题。

（2）治疗前的沟通与准备

1）在进行任何口腔治疗前，确保医生了解患者的糖尿病状况。

2）在进行口腔手术前，应监测术前 3 天的空腹血糖，并使血糖控制在 7mmol/L 以下，以减少术后并发症的风险。

3）预防性使用抗生素可以减少治疗过程中的感染风险，对于血糖控制不佳或伴有严重感染的患者十分必要。

（3）治疗过程中的注意事项

1）糖尿病患者的牙周治疗尽量安排在上午进行，以避免出现低血糖症状，如头晕、心慌等。治疗前应保证早餐提供足够的热量，并减少就诊前体力消耗。

2）主动调节情绪，以积极的态度配合治疗，主动表达自己的担忧，以获得医生的支持，通过深呼吸、渐进性肌肉放松或冥想等，减轻焦虑和紧张情绪。

（4）治疗后的护理

1）牙周治疗后，应避免过硬、过热或过冷的食物，减少对牙龈的刺激，如果在治疗后出现异常出血、肿胀或疼痛加剧等情况，应及时联系口腔医生。

2）在治疗后的恢复期间，要注意个人口腔卫生，避免食物残渣滞留，可以使用抗菌漱口水，防止细菌感染。

（王松灵）

二

牙周炎与动脉粥样硬化

3. 牙周炎会引起冠心病吗

关键词

牙周炎 冠心病

牙周炎是心脑血管疾病的重要危险因素，有研究发现，牙周炎患者发生冠状动脉粥样硬化性心脏病（简称“冠心病”）的风险是无牙周炎患者的 1.96~2.51 倍，对于重度牙周炎患者，这个风险更是高达 2.21~3.92 倍！但在大众的认知里，却难以把两者联系起来。

专家说

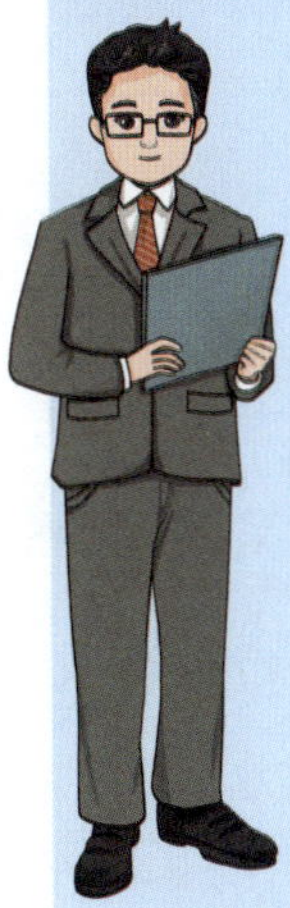

牙周炎是牙齿周围组织的炎症，可形成类似溃疡的伤口，面积可达到手掌大小。通过这些伤口，口腔中的细菌进入血液，导致全身炎症。牙周炎中的致病菌如牙龈卟啉单胞菌和伴放线聚集杆菌进入血液后，可能在血管壁上定植，形成粥样硬化斑块，并释放促炎症因子，增加血液黏稠度，从而引发血管栓塞。当冠状动脉被堵塞时，心脏无法得到足够血供，导致心肌缺血，进而引发冠心病。

因此，积极治疗牙周炎（尤其是高危人群），对预防心血管疾病至关重要。冠心病患者在进行牙周治疗时应注意以下几点。

（1）心理准备：进行充分的心理准备，与医生主动交流，消除顾虑。

（2）交流病史：治疗前应向医生提供详细的病史，是否有脑卒中、心肌梗死、心绞痛等心脑相关并发症的病史。如果近期发生了这些症状，应待病情稳定后再考虑牙周治疗。

（3）**控制血压**：测量血压，如收缩压 >160mmHg 或舒张压 >100mmHg，应采取相应措施控制血压后再进行治疗。

（4）**心电监护**：对于高血压的高危患者，可在心电监护下实施牙周治疗，以预防严重的心脑血管并发症发生。

（5）**药物管理**：若正在服用抗血小板药或抗凝血药，必要时在原疾病允许情况下停药 1 周后再行牙周治疗，以防止术中及术后出血较多。

（6）**术后观察**：术后应复测血压、心率，在诊室休息至少半小时，确保无不适后方可离院。

健康加油站

服用抗血栓药物影响牙周治疗吗

如果服用小剂量阿司匹林（不超过 325mg）一类的抗血小板药，不需要在牙周治疗前停用；但若服用剂量较大，有可能延长凝血时间，导致牙周治疗过程中止血困难，则应先咨询内科医生，在原疾病允许情况下停药 1 周后再行牙周治疗。若服用的是华法林一类的抗凝血药，则需要检查凝血指标，在正常范围内方可进行牙周治疗。总之，如果长期服用抗血栓药物，为了自身安全，一定要如实告知口腔医生。口腔医生不具备让患者停用或更改抗凝血药的权利，需要由内科医生评估后决定用药策略。

（王松灵）

4. 牙周炎会诱发脑梗死吗

作为血管栓塞性疾病，脑梗死的发生常常出人意料，对人们的生活造成严重的打击。

关键词

细菌性血栓　脑梗死

专家说

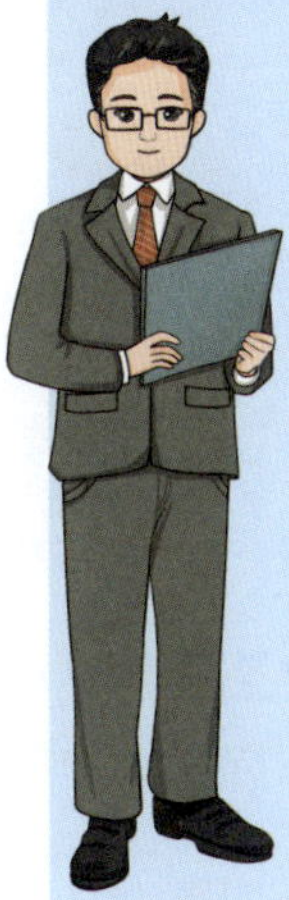

与冠状动脉粥样硬化斑块缓慢封堵不同，脑血管栓塞通常来自身体其他部位，通过血流进入脑血管后阻断局部血供，造成急性坏死。脑梗死发病迅速，后果严重。口腔中的细菌可通过牙周炎形成的“溃疡面”进入血液，一些细菌如血链球菌易在心脏内定植，附着在心脏瓣膜上，形成细菌团块。这些细菌团块会吸附血液中的物质，在血流冲击下脱落，形成栓子，进而堵塞全身的小血管。

脑血管容易被栓子堵塞，因为脑血管较为细长、弯曲，管壁厚且缺乏弹性，很少发生搏动。一旦血栓堵塞，血流难以将栓子冲开。同时，大脑需氧量高，占全身 20% 的血流量，进一步增加脑血管栓塞的风险。

健康加油站

脑梗死患者在牙周病治疗中的注意事项

（1）对于非急性期或无明显异常的患者，常规牙周治疗可与健康人群相同。但对于缺牙较多、牙周感染严重的患者，应警惕牙周状况对心脑血管的危害，须积极控制菌斑。

（2）高血压患者在进行牙周治疗前，应确保血压控制在 160/100mmHg 以下，并告知医生相关病史及药物使用情况，治疗中要避免情绪紧张，出现不适时及时告知医生。

（3）近期发生脑血管意外的患者，应在病情稳定 6 个月后再考虑牙周治疗。治疗时应选择中午前后，并在服用抗凝血药时与内科医生沟通，评估是否需要停药。

（4）心脏瓣膜损害或接受过心脏手术的患者，牙周治疗后可能出现“一过性菌血症”，增加感染性心内膜炎风险，可能需要预防性使用抗生素。

（5）心脑血管疾病患者的牙周治疗应谨慎，无法立即完成治疗时，可通过加强口腔卫生来缓解牙周炎症，包括仔细刷牙，使用牙线、牙间隙刷或药物含漱剂，待心血管疾病控制后再进行进一步治疗。

（王松灵）

三

牙周炎与肠道健康

5. 为什么牙周炎会加重胃肠道疾病

关键词：牙周炎　胃肠道疾病　菌群失衡

牙周炎看似只局限于口腔，但却与胃肠道疾病有着千丝万缕的关系。牙周炎就像一颗投入平静湖面的石子，能在胃肠道这个“湖面”掀起影响健康的“波澜”，让原本稳定的胃肠道环境失衡。牙周炎是如何加重胃肠道疾病的呢？

专家说

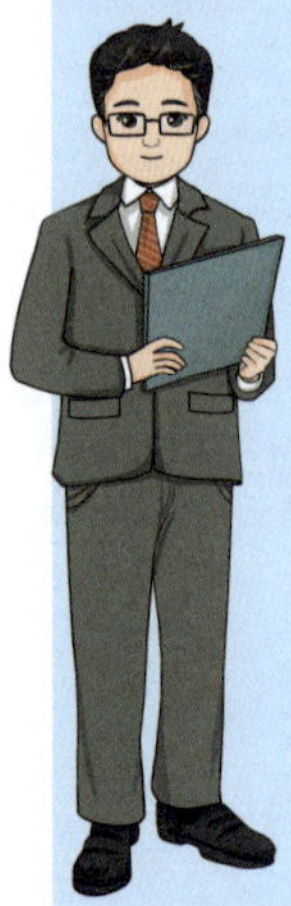

牙周炎不仅是口腔健康问题，还可能对全身健康，尤其是胃肠道产生深远影响。以下是牙周炎加重胃肠道疾病的几个主要原因。

（1）**口腔细菌通过血液传播到胃肠道：**牙周炎由复杂的口腔细菌感染引起，主要致病菌包括伴放线聚集杆菌和齿垢密螺旋体等。这些细菌在牙周袋内繁殖，分泌毒素引发炎症，破坏牙周组织。随着病情加重，细菌及代谢产物可能通过血管进入血液，随血流传播到胃肠道，导致胃肠道炎症，长期感染可破坏胃肠道黏膜屏障，影响正常消化功能。

（2）**牙周炎可能加剧胃食管反流病：**研究发现，厌氧菌可能通过胃酸反流进入食管和口腔，导致口腔内细菌数量增加。这可能使胃酸反流更加频繁，刺激食管和胃部，进而加重胃食管反流病的症状，如口腔异味、酸腐味和胃部不适。

（3）牙周炎可能加重幽门螺杆菌感染： 牙周炎患者口腔内常伴有大量细菌群落，可能携带幽门螺杆菌。研究表明，口腔细菌感染可能通过吞咽进入胃部，进一步加剧幽门螺杆菌感染。幽门螺杆菌的增多可能导致胃痛、胃不适，甚至胃溃疡。

（4）免疫反应与炎症反应的相互作用影响胃肠道： 牙周炎是一种局部慢性炎症，与胃肠道的慢性疾病（如胃炎、消化不良）相互促进。牙周炎引发的全身性炎症反应刺激免疫系统，增加体内炎症因子。这些炎症因子不仅加重口腔炎症，还可能通过血液影响胃肠道，导致胃肠道炎症加重，进而加剧胃不适、胃溃疡等问题。

（5）牙周炎导致胃肠道微生态失衡： 牙周炎会导致口腔内细菌群落失衡，病原菌占据“主导地位”。这些病原菌通过吞咽或血液传播，可能影响胃肠道的微生态环境。胃肠道内的正常菌群一旦被有害细菌侵占，可能导致肠道功能紊乱，增加胃肠道疾病的发生风险。尤其对胃肠道敏感的人群，口腔中的致病菌可能成为潜在的健康隐患。

（王松灵）

6. 牙菌斑中的幽门螺杆菌会导致胃溃疡吗

关键词

幽门螺杆菌　牙菌斑　胃溃疡

在我们的身体中，存在着许多肉眼看不见的微小“居民”，它们的一举一动都可能对我们的健康产生重大影响。其中，幽门螺杆菌备受关注，而牙菌斑就像是它们的“秘密基地”。隐藏在牙菌斑中的幽门螺杆菌，是否会成为导致胃溃疡的“幕后黑手”呢？

专家说

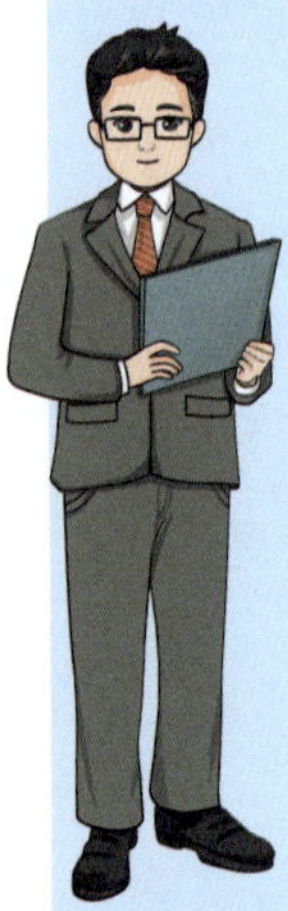

幽门螺杆菌是一种常见的胃部致病菌，被认为是胃溃疡和胃炎的主要致病因子。通常，幽门螺杆菌通过口腔传播，在胃部定植并引发慢性炎症，进而可能导致胃溃疡。近年来的研究表明，口腔中的幽门螺杆菌，特别是存在于牙菌斑中的幽门螺杆菌，可能是胃溃疡发生的一个重要来源。

如果口腔卫生状况不佳，细菌在牙齿上形成牙菌斑，幽门螺杆菌便能在其中生存并积累。此时，患者刷牙不彻底或通过其他方式将牙菌斑中的细菌吞咽，幽门螺杆菌就有可能进入胃部。幽门螺杆菌不仅存在于牙菌斑中，还能通过牙龈出血等途径进入血液循环。虽然这种方式不是最主要的传播途径，但也可能间接影响胃部。随着细菌通过血液循环流动，它们可能进入消化系统并定植在胃黏膜上。

（魏福兰）

四

全身疾病的口腔表现

7. 为什么缺牙会影响食欲

关键词：缺牙　食欲　咀嚼

俗话说，牙好，胃口就好。缺了牙，吃饭难，感觉咬不动食物，或者咀嚼时总不舒服？其实，缺牙不仅影响我们吃东西，还会影响胃口。

专家说

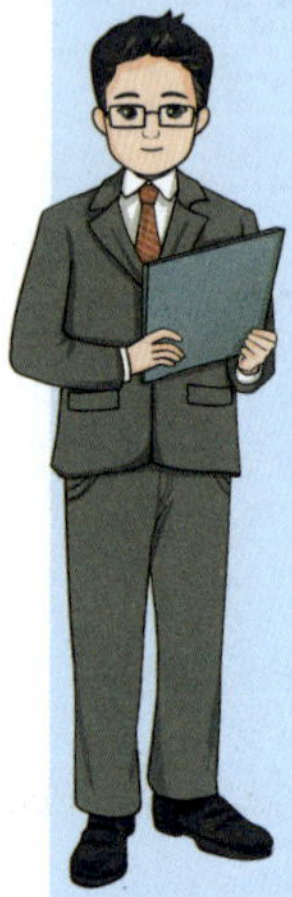

为什么缺牙会影响食欲

（1）缺牙会导致咀嚼效率降低，进食后可能需要更长时间才能磨碎食物。缺牙还可能迫使人们避免食用某些硬质食物，如坚果和肉类等，让进餐变得乏味且困难。

（2）缺牙使得剩余牙齿承受更大压力，进而导致疼痛或不适。这种口腔不适感会使人对进食产生抵触情绪，从而影响食欲。

（3）缺牙还会引发社交尴尬和自卑感，影响心理健康。由于缺乏自信，缺牙者可能不愿意在社交场合中进食，甚至可能避免与他人共进餐。这种孤立感和负面情绪会进一步抑制食欲，导致个体对食物的兴趣下降。

如何面对缺牙带来的食欲下降

（1）建议进行口腔治疗。及时修复缺失牙，如安装活动义齿、固定义齿或种植义齿，恢复正常的咀嚼功能，改善食欲。

（2）在缺牙期间，选择更易于咀嚼的食物，例如汤、泥状食品和软质蔬菜，确保营养摄入的同时激发食欲。

（3）创造舒适的用餐环境，让自己专注于进餐，有助于增强对食物的享受感。与他人共享餐食可以增加用餐的乐趣，减少孤独感，促进食欲。

（4）关注心理健康也是重要的。缺牙可能导致情绪低落，影响食欲。若感到情绪不佳，考虑寻求专业帮助，以改善心理状态，促进健康饮食。

（魏福兰）

关键词

口腔黏膜　全身健康

8. 为什么说**口腔黏膜**是**全身健康**状况的“窗口”

口腔黏膜就像全身状况的“晴雨表”，不仅容易观察和进行自我检查，其外观变化还能反映某些全身性疾病的发生。因此，口腔黏膜常常是全身健康的“窗口”及“前哨”。

专家说

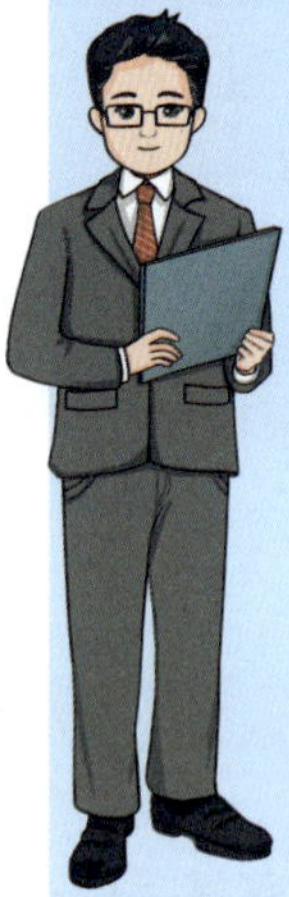

想要及时通过口腔黏膜的变化掌握自己的身体健康状况变化，首先我们应该知道健康的口腔黏膜长什么样子。健康的口腔黏膜应满足六个要素：色粉红、有弹性、质地柔软、光滑、连续、湿润。

口腔溃疡是口腔黏膜最常见的症状表现。如果反复出现口腔溃疡，除考虑是否有饮食不洁、饮水较少等不良习惯外，还要考虑是否存在贫血、全身血管炎性疾病等。如果口腔溃疡长期不愈且牙龈苍白，则需要警惕白血病的发生。倘若口腔黏膜出血严重、出血不止，需要检查是否患有血友病等血液病。

如果出现口腔溃疡合并唇颊部肿胀、黏膜变硬等症状，则有可能是存在消化道疾病，例如克罗恩病。

另外，在中年女性中，口腔黏膜常出现白色的网状变化，有些在临床上称为口腔扁平苔藓，会让患者产生烧灼感、黏膜粗糙感、木涩感等。首先患者应该放松身心，减轻焦虑，多加休息。如果没有好转，则需要考虑是否存在糖尿病、高血压、感染、胃肠疾病，以及服用了某些不恰当的药物等。

此外，如果口腔黏膜出现黑斑等色素沉着，可能提示存在某些内分泌疾病。如果口腔黏膜出现弥漫性黑斑等色素沉着，可能是艾迪生病所致。倘若口内黏膜黑斑伴有舌麻木、烧灼感，可能与甲状腺功能亢进有关。库欣综合征的口腔病变常表现为口腔黏膜棕褐色色素沉着，口腔易发生念珠菌感染。

健康术语

克罗恩病

一种诱因不明、可以影响整个消化道的慢性炎性肉芽肿性疾病，主要病灶为消化道溃疡，可以导致肠道狭窄、穿孔等，有高危复发倾向。

艾迪生病

又名肾上腺功能不全，即肾上腺无法产生足够的皮质醇，常表现为精神倦怠、虚弱、胃肠激惹、皮肤和黏膜色素沉着等。

库欣综合征

又称皮质醇增多症，是由肾上腺皮质分泌过多的糖皮质激素引起的一种临床综合征，女性多见。

（魏福兰）

关键词

舌苔　肝脏

9. 舌苔厚是肝脏出问题了吗

舌苔厚一般是多种因素共同引起的，包括口腔卫生状况不佳、饮食习惯、胃火过旺、脾虚、炎症或感染等。而舌苔厚也是肝功能异常或肝脏疾病最常见的重要表现之一。

专家说

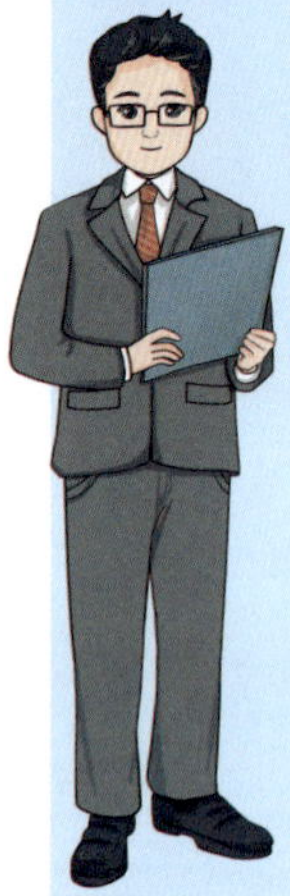

肝脏疾病导致舌苔厚的原因，主要与肝脏的生理功能异常，以及由此引发的脾胃运化功能失调有关。首先，肝脏是分泌胆汁的重要器官。胆汁有助于脂肪的消化和吸收。当肝脏受损时，胆汁的排泄可能受到影响，导致脂肪消化不良，进而可能影响舌苔的形成。其次，肝脏参与体内多种物质的代谢，包括蛋白质、脂肪、碳水化合物等。当肝脏受损时，代谢功能出现异常，这可能导致体内湿气过重，湿气凝聚于舌面，形成舌苔厚的现象。再次，肝脏疾病可能导致肝气郁结，进而影响脾胃的运化功能。脾虚则运化水湿的能力下降，水湿停聚于体内，上犯于舌，导致舌苔厚腻。然后，肝脏疾病可能引发肝胆湿热，湿热之邪上犯于舌，导致舌苔厚腻。最后，肝脏疾病可能导致消化功能下降，食物残渣在口腔内停留时间过长，也容易导致舌苔增厚。

需要注意的是，舌苔厚并不一定意味着肝脏有问题。其他因素，如口腔卫生状况不佳、长期食用辛辣刺激性食物等，也可能导致舌苔厚。因此，在出现舌苔厚的症状时，不能仅凭此症状就断定肝脏有问题，建议进行进一步的医学检查。同时，保持良好的生活习惯和饮食习惯，也是预防舌苔厚和肝脏问题的重要措施。建议定期刷牙、保持口腔卫生；适量食用养肝类水果和清淡易消化的食物；避免长期食用辛辣刺激性食物和容易生湿的食物；保持心情愉悦，避免过度思虑和发火等负面情绪对肝脏的影响。

（魏福兰）

10. 性传播疾病有哪些口腔表现

关键词：性传播疾病　口腔黏膜

性传播疾病是指通过性接触传播的疾病，包括梅毒、淋病、尖锐湿疣、艾滋病等 20 余种疾病。口腔作为人体广泛暴露的部位，多种性传播疾病在口腔内都有明显的特征性表现。

专家说

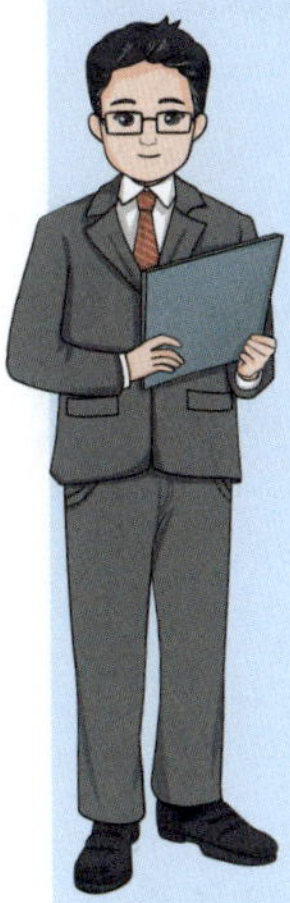

在主要的性传播疾病中，梅毒、淋病、尖锐湿疣占患病率的前三名，艾滋病是最为严重的一种，近年来也在逐年累积。

（1）梅毒：口腔是梅毒仅次于外生殖器的第二个好发部位。发病部位主要在唇、牙龈、舌、腭和咽喉部。唇部表现为巨唇，唇的表面有棕色薄痂，常因化脓感染而溃烂，局部疼痛，有脓性分泌物。舌部表现多为舌前区覆盖灰色假膜，按之稍硬，疼痛不明显，颏下、下颌下淋巴结肿大。随着患病时间延长和病情加重，口腔内会出现梅毒性口炎和梅毒性黏膜斑等表现。

（2）淋病：在口腔内主要表现为唇、颊、舌、牙龈、口底的黏膜充血，出现红斑，甚至为火红色黏膜面，也可以发生直径为 2~3cm 的溃疡，表面覆盖黄白色假膜。在咽部主要是淋病性咽炎，表现为周围充血、发红，表面有散落的小疱，发音嘶哑。

（3）尖锐湿疣：可累及唇、颊、牙龈、腭、舌和咽喉部。初起为淡红色丘疹，逐步增大、增多，融合成乳头状赘疣，如菜花状。颜色暗红、灰白或灰黄，表面湿润、柔软，有恶臭。随着尖锐湿疣的增大，可堵塞呼吸道，引起呼吸困难，危及生命。

（4）艾滋病

1）口腔念珠菌病：表现与常见念珠菌病（俗称“雪口病”）相似，多发生在上腭及舌背部红色区域，也偶见于颊黏膜。常伴有局部黏膜潮红，触痛剧烈，舌苔白而厚，不易剥离。也有慢性无痛性表现者，用一般制霉菌素、抗真菌药物治疗，不易好转。

2）毛状白斑：是位于舌后两侧边缘的白色或灰色病变，不能除去，并有垂直的褶皱，病变可延伸到舌腹、舌背。这种病变具有不寻常的病毒感染特征，使用抗生素治疗没有效果。

3）口腔疱疹：口腔黏膜上出现小水疱样病变，周围可有红晕，有些疱疹可连成片状或条状。

4）卡波西肉瘤：为艾滋病患者特征性的口腔表现，见于硬腭，也可发生于牙龈和舌，呈紫红色或深紫红色、淡蓝色。

（魏福兰）

第十三章

口腔特殊保健

特殊人群的口腔保健

1. 备孕前口腔检查，应该重点关注哪些问题

关键词

备孕 口腔检查

妊娠期女性患口腔疾病的风险增加，且考虑到孕妇和胎儿的安全，口腔疾病通常无法得到及时、妥善的治疗。因此，应在备孕前进行系统口腔检查及治疗。

专家说

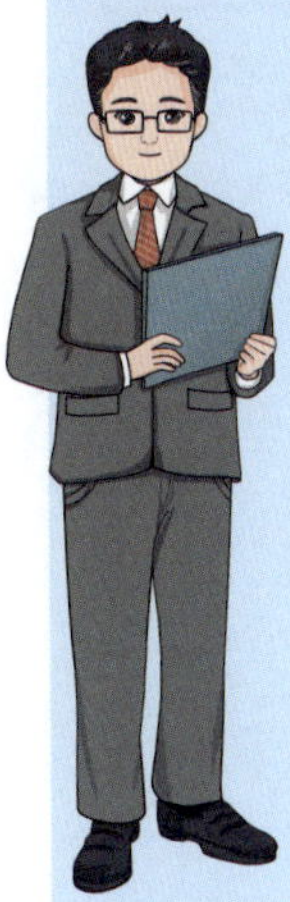

妊娠期女性体内激素水平、饮食习惯和口腔卫生行为改变，可能导致口腔环境变化，增加患口腔疾病的风险。因此需要在备孕前进行口腔检查，应重点关注以下内容。

（1）龋病、牙髓炎：妊娠期易发龋病主要与口腔卫生状况不良有关，应及时治疗龋病，预防牙髓炎发展。母亲患龋病会导致口腔致龋菌水平升高，这些细菌可通过垂直传播传递给婴儿，增加婴儿龋病风险。孕早期为致畸敏感期，应尽量避免根管治疗。

（2）智齿冠周炎：妊娠期生理、生活习惯改变，机体抵抗力下降，容易导致智齿冠周炎。患者可能出现局部胀痛、张口受限、口腔异味等局部症状，严重时可能伴有发热、头痛和畏寒等全身症状。

（3）龈炎、牙周炎：妊娠期间由于性激素水平发生改变，口腔卫生状况不良时，口腔软组织易发炎，出现妊娠期龈炎，可能发展为牙周炎。妊娠期患牙周疾病会导致病原体及其代谢产物进入血液循环，并可能迁移到胎儿，引发感染，可能导致早产和低出生体重儿。

（徐 艳）

2. 孕吐会腐蚀牙齿吗

孕吐是绝大部分孕妇在妊娠期会经历的妊娠反应，可能导致牙酸软不适。孕妇可以采取一些家庭护理措施或寻求医生的帮助，缓解这种不适。

专家说

孕吐为什么让牙酸软不适

牙面酸蚀是牙本质敏感症的危险因素。孕吐导致胃酸接触牙面，孕吐频率过高和持续时间过长都可能导致牙齿酸蚀，进而引起或加重牙本质敏感症。

孕妇的饮食习惯在妊娠期会发生改变，如进食频率增加、偏爱酸甜食物。孕吐会导致孕妇身体不适，

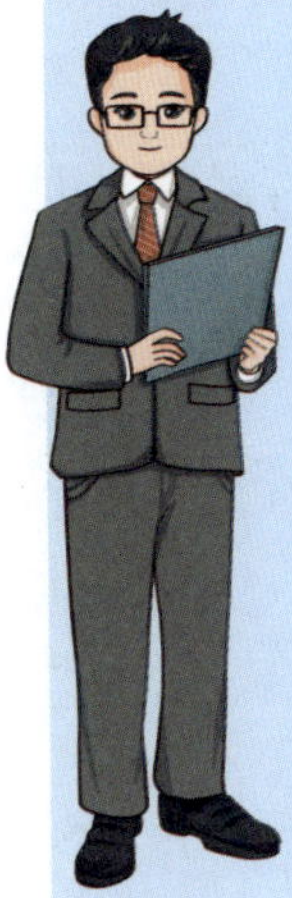

难以保持常规的口腔卫生习惯，如按时刷牙和规范使用牙线。这为细菌在口腔内繁殖提供了良好的营养和场所，细菌代谢产酸同样会酸蚀牙面。此外，妊娠期唾液的缓冲作用下降。这些因素的共同作用加重口腔中的酸性微环境，导致牙釉质脱矿，易引发牙本质敏感症。

孕妇如何避免孕吐对牙齿的伤害呢

孕吐后及时漱口，至少 1 小时后再刷牙；每天早晚使用软毛牙刷及抗牙本质敏感牙膏；每天至少使用 1 次牙线；减少酸性及甜食摄入；积极寻求医生的帮助。

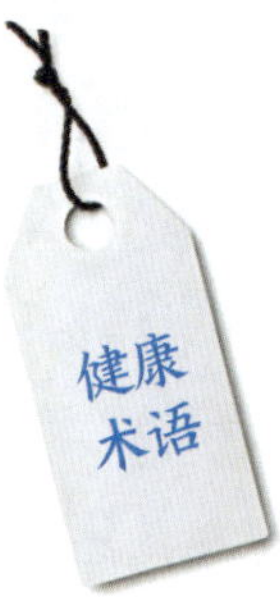

牙本质敏感症

指牙本质暴露后对温度、机械等刺激产生的短暂尖锐疼痛。常见刺激包括冷热食物、刷牙和酸甜食物等。

（徐　艳）

3. 妊娠期**牙龈**总是**红肿出血**的原因是什么，应该怎么办

关键词：妊娠　龈炎　口腔检查

全身健康的女性若在妊娠期间保持良好的口腔卫生，理论上不会发生牙龈的红肿出血。因此，女性在妊娠期间牙龈红肿出血的可能原因是原有的龈炎、出血性疾病或维生素缺乏。

专家说

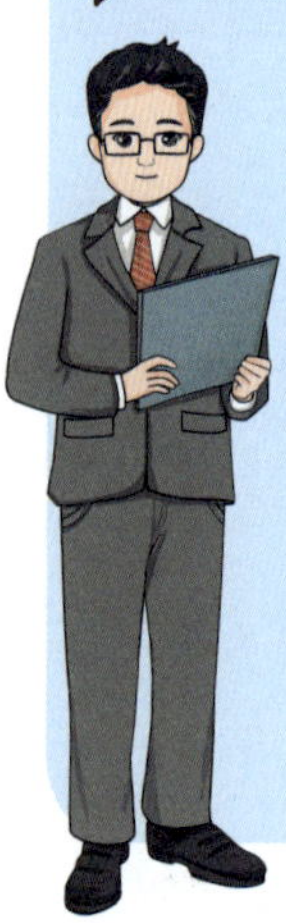

妊娠期龈炎是女性在妊娠期间常见的口腔疾病。因此，整个妊娠期均应行定期口腔检查。如果出现牙龈出血、肿痛等症状，应及时进行牙周基础治疗以控制炎症。对一些体积较大妨碍进食的妊娠期龈瘤，尽量选择在孕中期（4~6 个月）进行手术治疗。此外，妊娠期女性应注意口腔卫生，在医生指导下学会刷牙及牙线等的正确使用方法。女性在妊娠期的饮食应健康规律，保证营养均衡，补充适量的维生素和钙元素，多食用富含维生素 C 的水果和蔬菜。

健康术语

妊娠期龈炎

妊娠期间孕激素水平升高，导致原有的牙龈慢性炎症加重，使牙龈肿胀或形成龈瘤样改变。分娩后病损可自行减轻或消退。

妊娠期龈瘤

发生于单个牙的龈乳头，前牙（尤其是下颌前牙）牙龈较多见。发生率为1.8%~5.0%，多发生于个别牙排列不齐的龈乳头。通常始发于妊娠第3个月，迅速增大，色泽鲜红光亮或暗紫，表面光滑，质地松软，极易出血。

健康加油站

2019年《柳叶刀》报道口腔相关疾病的高发病率对于个人健康具有重大的负面影响。因此，对妊娠期口腔急症进行适当口腔治疗，基本上是安全的，也是必要的。适当的治疗不仅有利于孕妇口腔健康与全身健康，还可尽量减少口腔急症对胎儿的不利影响。

（徐 艳）

4. 放化疗后，如何进行口腔护理

关键词

放疗 化疗 口腔护理 口腔黏膜炎

癌症放化疗后，口腔环境发生改变，易出现口腔并发症。那么在放化疗前后应该如何进行口腔护理呢？

专家说

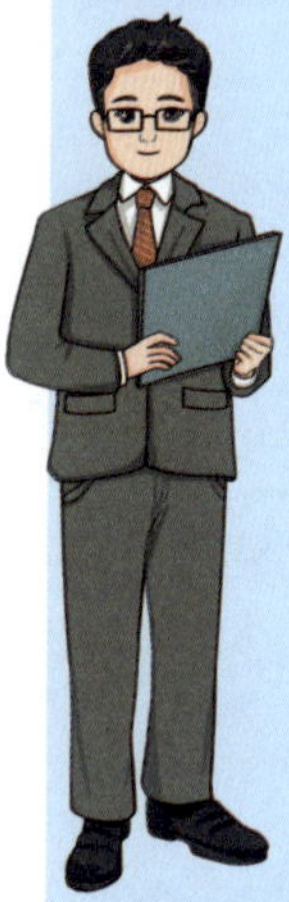

癌症治疗的口腔并发症主要有黏膜炎、口干症、口腔疼痛或病变、出血、龋病、牙周病、颌骨坏死等。那么在放化疗前后应该怎么做呢？

（1）放化疗前准备：尽量在放化疗前去口腔科就诊，优先治疗有感染风险的牙齿。

（2）放化疗后护理

1）保持良好的口腔卫生状况。

2）避免吸烟。

3）吃容易吞咽的食物，避免坚硬、酸性、辛辣的食物或饮酒。

4）使用温和或无味牙膏。

5）有义齿的患者，如果出现黏膜炎或溃疡，移除义齿。

6）将外用糖皮质激素软膏涂于患处。

7）保持口腔湿润：肿瘤治疗导致唾液清洁功能降低，应采取措施减少口干症状和/或增加唾液流量。必要时可使用人工唾液辅助。

8）涂氟：氟化物对预防龋病有显著益处。

（3）保证足够营养支持：疼痛可导致食欲下降，可进食湿软食物。必要时寻求营养科医生帮助。

（4）出现其他不适，及时就诊。

面对放化疗后的口腔并发症，患者应积极预防、及时寻求治疗，提高术后的生活质量。

健康加油站

化疗与放疗对口腔及颌面部的不同影响

化疗药物针对的是分裂较快的细胞，所以也会影响分裂较快的口腔黏膜上皮细胞，继而导致口腔并发症。唾液腺损伤会改变唾液的质和量，唾液流量减少会增加患龋的风险，也会导致牙周病进展。靶向药物的应用也可能引起吞咽困难或味觉障碍等。

与化疗不同，放疗损伤在解剖学上是特定部位的，毒性局限于受照射的口腔颌面部组织，这种损伤往往是永久性的，使患者持续面临口腔并发症的风险。放疗后的不良反应还有牙关紧闭、骨暴露、吞咽困难、味觉障碍、软组织纤维化，以及颌骨坏死等。

（徐　艳）

5. 有哪些适合帕金森病患者的口腔清洁工具和护理建议

关键词

帕金森病　口腔护理　清洁工具

帕金森病患者可能面临手部震颤、肌肉僵硬和运动协调障碍等问题，他们在日常口腔清洁和护理上会遇到更多挑战。

专家说

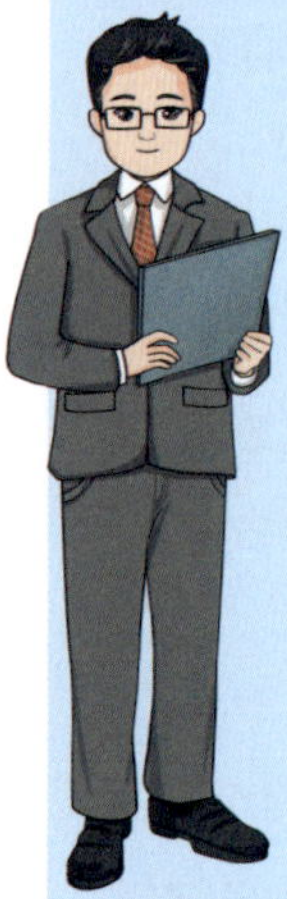

帕金森病患者主要的口腔健康问题

（1）龋病、牙周病：帕金森病患者可能有饮食习惯的改变（偏好软食及甜食）、手部颤抖、抑郁及痴呆导致的行为受限，因此口腔卫生维护不佳，从而增加了龋病、牙周病及牙齿脱落的风险。

（2）流涎：多巴胺可能导致唾液分泌速度增加，患者舌运动迟缓，嘴唇肌肉运动无力使得唾液无法正常清除，从而加重流涎。

（3）口干、口腔异味：可能与患者唾液分泌功能减退及服用抗胆碱能药相关。同时，口腔卫生维护困难导致口腔菌群增加，引发口腔异味。

（4）吞咽困难、颞下颌关节紊乱病：肌肉震颤和强直会导致患者吞咽困难和颞下颌关节紊乱病。

帕金森病患者可用的口腔清洁工具

（1）合适的牙刷：使用手柄大的软毛小头牙刷或电动牙刷。

（2）邻面清洁工具：可配合使用牙线、牙间隙刷及冲牙器。

（3）特殊辅助工具：对于手部震颤严重的患者，可以考虑使用牙刷握把固定器帮助控制刷牙力度和方向。

帕金森病患者的口腔护理建议

（1）一般口腔护理：建议左右手交替刷牙；同时，可分步刷牙，刷牙期间可短暂休息；在不刷牙时练习牙刷握持。

（2）流涎、吞咽困难：个性化口腔卫生指导；适当进行咀嚼和唇部锻炼；吞咽时小口进食，避免同时进食和饮水。

（3）口干、口腔异味：鼓励患者经常喝水，吃湿润的食物，使用唇膏和人造唾液。

（4）预防：定期进行口腔检查，关注龋病、牙周病及颞下颌关节紊乱病等各种口腔问题。

（5）必要时可家人协助维持口腔卫生。

（徐　艳）

6. 阿尔茨海默病患者家属如何帮助患者清洁口腔

关键词

阿尔茨海默病 · 口腔清洁

在老龄化社会的背景下，阿尔茨海默病已成为老年人健康的隐形杀手。随着疾病进展，患者可能会忽视口腔护理，导致各种口腔问题。如何为阿尔茨海默病患者提供全面细致的口腔护理成为值得关注的问题。

专家说

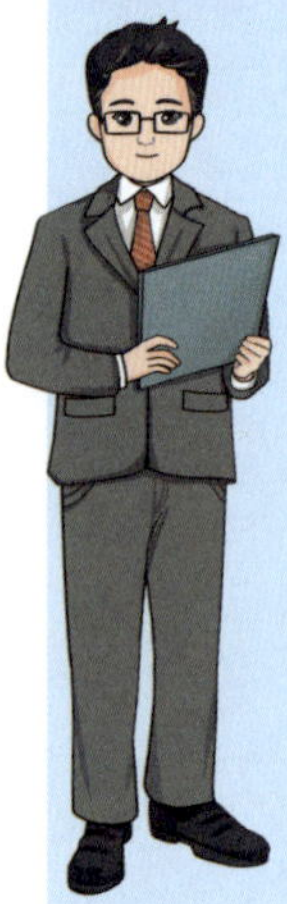

阿尔茨海默病患者存在认知和行为障碍，常忘记刷牙、漱口等日常口腔清洁，难以形成规律的口腔护理习惯，造成口腔卫生状况不佳，引发龋病等口腔问题。针对不同病程阶段的患者，阿尔茨海默病患者家属需要提供的口腔护理有不同的侧重点。

（1）对于患病程度轻、能独立完成口腔清洁，但健忘的患者，家属可在洗漱台等位置粘贴有关口腔护理步骤的图片，鼓励患者自己进行口腔清洁，并指导和监督其采用正确的清洁方法。

（2）对于不能自我口腔清洁的患者，家属应协助患者完成口腔卫生措施，协助患者使用牙刷清洁牙齿，餐后协助患者使用温水漱口，使用牙线、牙间隙刷等清洁牙间隙。

（3）对于完全卧床的患者，家属应每天进行 2~3 次口腔护理，护理时使用不滴水的湿棉球清理口腔，注意保持坐立位，避免引起呛咳。在冬季可使用温水，避免冷刺激引起不适。

（4）对于接受活动义齿修复的患者，家属应提醒或协助患者餐后取下并冲洗义齿后再使用，睡前应检查并协助患者清洁义齿。

除了上述情况，常规口腔检查也是不可或缺的，患者应定期接受口腔检查，评估口腔健康状况。

健康术语

阿尔茨海默病

是一种以神经系统功能退化为主要表现的老年性疾病，主要临床表现包括功能障碍、记忆力渐进性衰退和相关行为障碍。

健康加油站

口腔护理对阿尔茨海默病防治的重要意义

2024 年，《柳叶刀》刊登的一份关于阿尔茨海默病预防、干预及护理的报告指出，可人为控制的风险因素在预防和延缓阿尔茨海默病方面的作用与影响不断增强。世界卫生组织（WHO）发布的相关防控指南中提到健康的饮食及良好的生活方式，不仅降低患阿尔茨海默病的可能性，还能够延缓疾病的发展进程。

口腔状况与维持健康饮食和良好生活方式息息相关，且已有研究证实口腔问题与阿尔茨海默病之间存在双向作用。因此，为阿尔茨海默病患者提供全面的口腔护理，对于延缓疾病进展、满足患者的口腔健康需求，以及改善患者和其护理人员的生活质量，均具有重要意义。

（徐　艳）

关键词

唐氏综合征　口腔卫生维护

7. 如何帮助**唐氏综合征患者**维护**口腔卫生**

对于唐氏综合征患者来说，维护口腔卫生是一件重要且有难度的事情，需要患者和医生共同的努力。

专家说

唐氏综合征患者的口腔卫生面临独特的挑战。由于智力发育异常，患者在口腔卫生维护方面存在困难。同时，唐氏综合征患者常伴有颌骨发育异常，导致牙列不齐，引发菌斑堆积，这些都增加了龋病、牙周病的易感性。此外，患者可能因自身免疫系统异常而影响唾液成分，这也可能会增加龋病的风险。因此，需

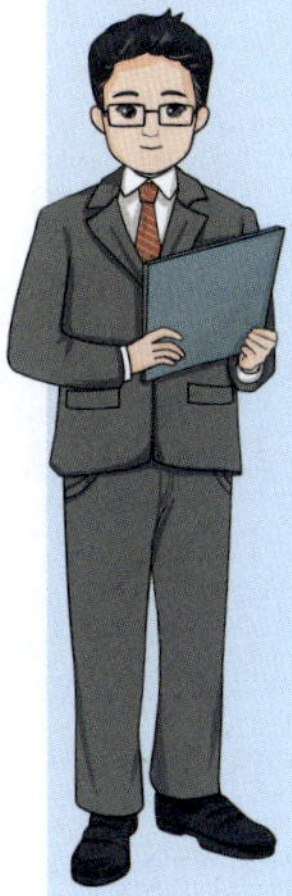

要提高患者的口腔健康意识，加强定期监测和预防措施。

针对唐氏综合征患者的口腔卫生维护，可以采取以下防治措施。

（1）**口腔卫生宣教：**唐氏综合征患者及其护理人员可以参加口腔卫生护理培训，内容包括正确的刷牙技巧、牙菌斑控制的重要性，以及定期口腔检查的必要性。

（2）**个性化口腔护理计划：**根据唐氏综合征患者的特定需求，制订个性化的口腔护理计划。包括使用特殊设计的牙刷、电动牙刷或其他辅助工具，帮助他们更有效地清洁牙齿。

（3）**饮食管理：**由于唐氏综合征患者患龋病的风险较高，应控制含糖食物和饮料的摄入，最好在正餐时食用，并保持适量。

（4）**药物管理：**告知口腔医生患者正在服用的药物，以免影响治疗效果。

综上所述，可以为唐氏综合征患者实施有效的口腔卫生维护计划，从而改善他们的口腔卫生状况。

健康加油站

唐氏综合征患者口腔疾病的管理

唐氏综合征，即21三体综合征，是一种由21号染色体异常引发的常见染色体疾病，严重影响患者的智力、面部特征及生长发育；唐氏综合征的患者常常面临多种口腔疾病与缺陷，包括恒牙先天缺失、牙齿排列不齐、磨牙症、龋病、牙周病等。另外，唐氏综合征的患者也会出现下唇裂纹和口角炎症等软组织疾病。对他们的口腔健康管理应当尽早进行，包括口腔疾病的预防及尽早干预，提高患者的生活质量。

（徐　艳）

二

特殊环境的口腔保健

8. 高海拔环境对口腔健康有什么影响

关键词：高海拔　牙周病　口腔黏膜

在高海拔环境下更易引发多种口腔疾病，包括龋病、牙周病及口腔黏膜疾病等。因此，居住在高海拔地区的人们需要更关注口腔卫生保健，采取适当的预防和治疗措施，维护口腔健康。

专家说

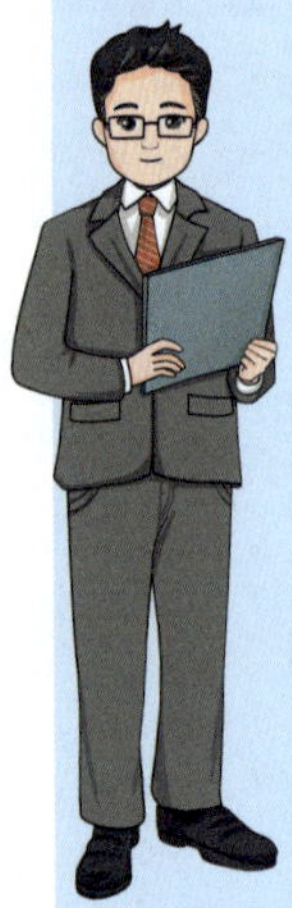

高海拔环境是一个特殊的环境，气候干燥，氧气稀薄，居民的饮食结构、口腔卫生习惯、口腔健康意识与平原地区存在差异。

（1）高海拔地区更易引发牙周病：首先，高原地区的新鲜蔬菜供应少、维生素缺乏、饮用水的矿物质多等，会导致牙石沉积、龈炎和早期牙周病；其次，久居高海拔地区容易患高原红细胞增多症，加重牙龈出血和牙周炎；最后，长时间处于高原低氧环境中，还会降低牙周组织对炎症的免疫反应及自身修复能力，从而加重牙周炎。

（2）龋病的发病率增加：高海拔环境中的特殊气候会影响口腔唾液的分泌，降低口腔内环境的自洁能力，使牙齿抗龋能力降低，从而容易发生龋病。

（3）口腔黏膜疾病的发病率增加：气候干燥、寒冷，日照强度大、时间长，风速大等，更容易引发如剥脱性唇炎、口腔溃疡等黏膜病。这些疾病不仅影响口腔健康，还可能影响食物的摄入和营养的吸收，进而影响全身健康。

因此，针对高海拔环境会引发的以上口腔疾病，我们应积极采取相应的预防措施。首先，对于龋病、牙周病的预防，应保持良好的口腔卫生习惯，包括每天早晚刷牙，使用牙线、漱口水；其次，由于唇炎症状持续较长、易反复，一般治疗效果不佳，应以预防为主，如使用高原护唇膏等；再次，对于口腔溃疡的预防，应多摄入新鲜蔬菜，补充维生素，增加饮水量等；最后，定期去口腔医院进行检查，每半年或 1 年洁治 1 次，及时发现并治疗口腔问题，提高口腔健康意识。

（郭维华）

关键词

空气污染　牙周炎　口腔癌

9. 空气污染环境对口腔健康有什么影响

在当今社会中，空气质量问题日益受到关注，WHO 已经明确将颗粒物（particulate matter，PM）、二氧化氮（NO_2）、二氧化硫（SO_2）和地面臭氧（O_3）列为对人体健康危害较大的空气污染物。这些污染物虽无形无色，却通过呼吸悄然侵入我们的身体，不仅影响呼吸系统和心血管健康，还对口腔健康构成了潜在威胁。了解这一关联并采取相应措施，对于维护整体健康至关重要。

专家说

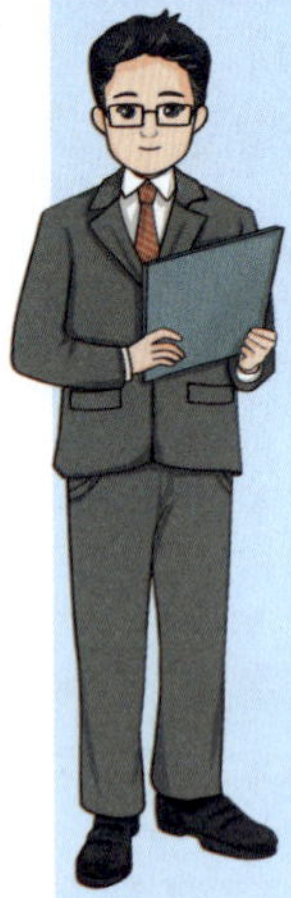

空气污染物对口腔的影响

（1）加快牙周炎的发生发展： 长期暴露于高浓度空气污染环境中，居民患牙周炎的概率显著增加。特别是 PM_{10} 和 O_3 的轻微浓度上升，也与牙周病发病率的增高有关。除此之外，细颗粒物（$PM_{2.5}$）还能加剧已存在的牙周炎症，形成恶性循环，进一步影响身体健康。

（2）口腔癌风险上升： 研究表明，$PM_{2.5}$ 的暴露还与口腔癌的发生风险增加有关，为口腔健康敲响了警钟。

有哪些相关防护措施

（1）戴口罩： 在空气质量不佳时，外出戴 N95 口罩，可以有效阻挡 $PM_{2.5}$ 等颗粒物的吸入。

（2）室内空气净化： 使用高效空气净化器，保持室内空气清新，减少室内空气污染物的浓度。

（3）定期口腔检查： 即便在空气质量良好的环境下，定期的口腔检查也是必不可少的。已经生活在空气污染较严重地区的人群，更应增加检查频率，及时发现并治疗口腔问题。

（4）健康生活方式： 均衡饮食，多吃富含维生素和抗氧化剂的食物，如新鲜蔬果，有助于增强身体抵抗力，减少污染物对身体的伤害。同时，戒烟限酒，减少口腔及全身炎症的发生发展。

（5）增强个人防护意识：关注空气质量报告，尽量避免在空气质量极差的时段进行户外活动。减少开窗时间，特别是在污染高峰期。

（郭维华）

关键词

水源污染　氟牙症

10. 水源污染会损伤口腔健康吗

水源污染，这个看似遥远实则与每个人息息相关的环境问题，正悄然成为影响口腔健康的“隐形杀手”。如果水源受到污染，每天饮水时这些有害物质就会随着水流进入我们的身体，首当其冲的便是口腔。

专家说

水源污染为什么会损伤口腔健康

水源中的有害物质种类繁多，包括重金属、细菌、病毒等。这些物质进入口腔后，会直接对牙齿和口腔黏膜造成损害。铅、汞等重金属，过量的氟等，可沉积在牙齿表面，导致牙齿变色、牙釉质受损，甚至引

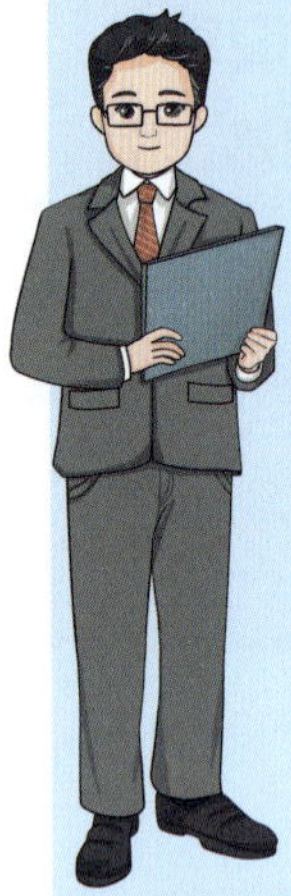

发氟牙症等问题。同时，有害物质还会破坏口腔黏膜的屏障功能，使口腔更容易受到细菌、病毒的侵袭，从而引发口腔溃疡等疾病。

面对水源污染，我们应该怎么办呢？如果条件允许，可以安装净水器，确保饮用水的安全。同时，也可以关注当地的水质检测报告，了解水质情况，避免饮用污染水。此外，保持良好的口腔卫生习惯也是预防口腔疾病的关键。每天早晚刷牙，使用牙线清洁牙间隙，定期到口腔医院进行检查和洁治，都能有效降低口腔疾病的风险。

当然，除个人层面的防护措施外，我们还应该积极呼吁社会各界关注水源污染问题，推动相关部门加强水质监管。毕竟，水源污染不仅影响口腔健康，更关乎我们的全身健康和生活质量。

（郭维华）

相约健康百科丛书

人物关系介绍

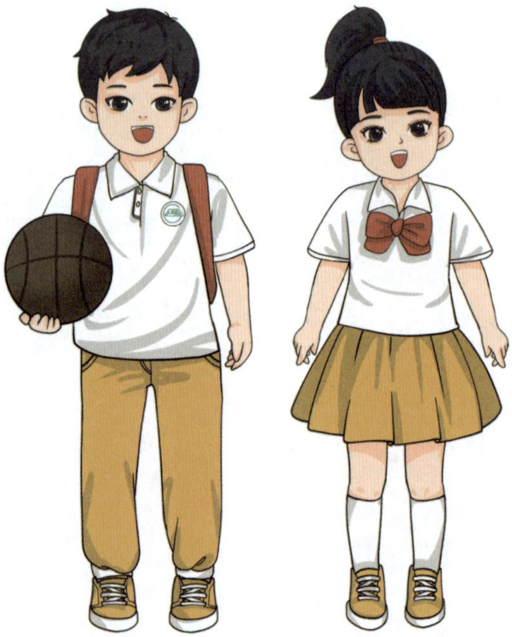

健健　　康康

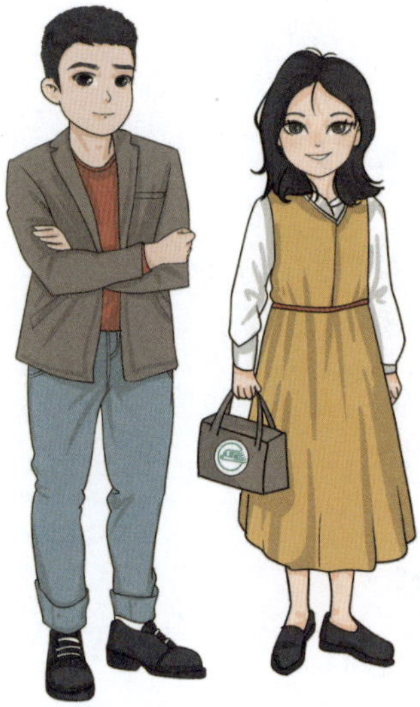

爸爸　妈妈

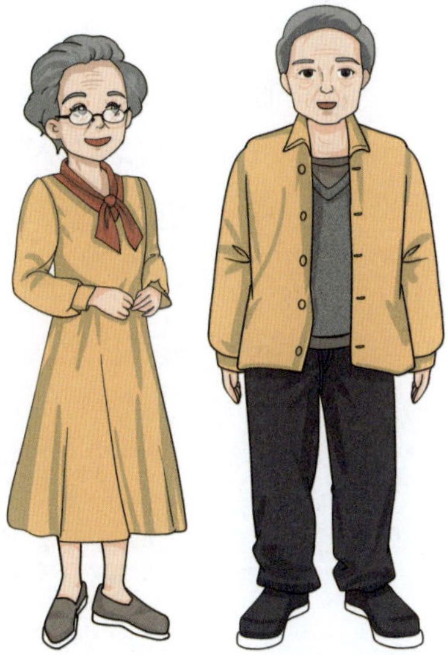

奶奶　爷爷

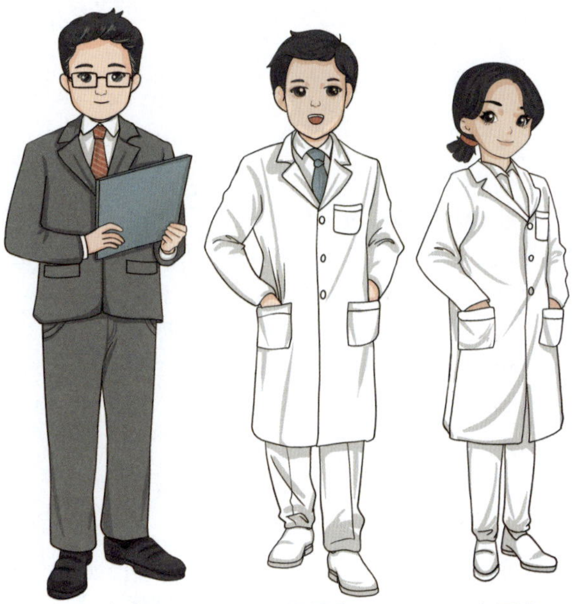

专家　男医生　女医生

图书在版编目（CIP）数据

中青年口腔保健 / 王松灵主编. -- 北京 ：人民卫生出版社，2025. 10. --（相约健康百科丛书）.
ISBN 978-7-117-38447-6

Ⅰ. R78

中国国家版本馆 CIP 数据核字第 2025BC7292 号

人卫智网	www.ipmph.com	医学教育、学术、考试、健康，购书智慧智能综合服务平台
人卫官网	www.pmph.com	人卫官方资讯发布平台

相约健康百科丛书
中青年口腔保健
Xiangyue Jiankang Baike Congshu
Zhongqingnian Kouqiang Baojian

主　　编：王松灵
出版发行：人民卫生出版社（中继线 010-59780011）
地　　址：北京市朝阳区潘家园南里 19 号
邮　　编：100021
E - mail：pmph @ pmph.com
购书热线：010-59787592　010-59787584　010-65264830
印　　刷：北京盛通印刷股份有限公司
经　　销：新华书店
开　　本：710 × 1000　1/16　　印张：23
字　　数：298 千字
版　　次：2025 年 10 月第 1 版
印　　次：2025 年 10 月第 1 次印刷
标准书号：ISBN 978-7-117-38447-6
定　　价：75.00 元
打击盗版举报电话：010-59787491　E-mail：WQ @ pmph.com
质量问题联系电话：010-59787234　E-mail：zhiliang @ pmph.com
数字融合服务电话：4001118166　E-mail：zengzhi @ pmph.com